Eva Marbach

Der dicke Bauch

Und wie man ihn wieder los wird

EMV

Früher kaum beachtet, gilt der dicke Bauch seit einigen Jahren als Gesundheitskiller Nummer eins. Doch ist der Bauch tatsächlich so gefährlich, wie behauptet wird? Wie entsteht er überhaupt und vor allem: Wie wird man ihn wieder los?

Dieses Buch erklärt die verschiedenen Ursachen des Bauchwachstums, seine Wirkung auf den Körper und zeigt Wege auf, wie der Bauch wieder flach wird.

Haftungsausschluss / Disclaimer

Dieses Buch kann nicht den Arzt ersetzen. Suchen Sie bei unklaren oder heftigen Beschwerden unbedingt einen Arzt auf!

Für Gesundheitstipps und Rezepte auf diesen Seiten übernehmen wir keine Haftung!

Über die Autorin:

Eva Marbach, Jahrgang 1962, ist seit 1989 Heilpraktikerin. Im vorliegenden Buch widmet sie sich dem Wissen über die Vorgänge im Körper, die über Schlankheit oder Übergewicht entscheiden. Im Internet schreibt und betreut Eva Marbach zahlreiche Webseiten über Gesundheitsthemen, darunter mehrere Seiten zu Übergewicht und Abnehmen.

Eva Marbach

Der dicke Bauch

Und wie man ihn wieder los wird

Eva Marbach Verlag

Bibliografische Information der Deutschen Nationalbibliothek

Die Deutsche Nationalbibliothek verzeichnet diese Publikation in der Deutschen Nationalbibliografie; detaillierte bibliografische Daten sind im Internet über http://dnb.d-nb.de abrufbar.

Originalausgabe

Eva Marbach Verlag, Breisach

http://eva-marbach.com

Umschlaggestaltung: Eva Marbach

Herstellung: Books on Demand GmbH, Norderstedt

Printed in Germany

ISBN-10: 3-938764-23-6
ISBN-13: 978-3-938764-23-7

Inhaltsverzeichnis

Inneres Bauchfett

Noch vor einigen Jahren war es den Gesundheitsaposteln egal, wo die Fettpolster saßen. Übergewicht wurde so oder so als ungesund angesehen, unabhängig von seinem Platz im Körper. Eine ungleichmäßige Verteilung der Fettpolster war also eher ein ästhetisches Problem als eine Frage der Gesundheit.

Doch medizinische Studien haben inzwischen gezeigt, dass Fett im Bauchraum, das sogenannte viszerale Fett, eher mit Gesundheitsproblemen verbunden ist als Fett auf den Hüften, dem Po und anderen Stellen des Körpers.

Das innere Bauchfett soll die Entstehung von Herzinfarkten und Schlaganfällen fördern und so zum Tod von Millionen führen. Das Unterhautfettgewebe hingegen gilt inzwischen als relativ harmlos, zumindest was die Förderung von Herz-Kreislauferkrankungen angeht.

Diese relativ neuen Erkenntnisse haben dazu geführt, dass immer häufiger zum Zentimetermaß gegriffen wird, um die Gesundheitsgefährdung durch Übergewicht zu überprüfen.

Dicke Bäuche kennt man vorwiegend von Männern, die ihren Bauch wie eine Kugel vor sich hertragen. Doch auch Frauen ab dem mittleren Alter sind häufig von dicken Bäuchen betroffen, weil sich durch die Wechseljahre das Gleichgewicht der Hormone verschiebt. Bei jüngeren Frauen kommt es seltener zu einem bauchbetonten Übergewicht. Bei ihnen gibt es eher kräftige Beine und rundliche Hüften.

Wegen der Körperform, die sich aus der Fettverteilung ergibt, spricht man beim bauchbetonten Übergewicht auch von der Apfelform und beim hüftbetonten Fett von der Birnenform. Die Birnenform wurde als Gesundheitsproblem weitgehend freigesprochen und die Apfelform stellt heutzutage das Hauptproblem beim Übergewicht dar.

Doch stellen sich zum Thema Bauchfett einige Fragen, die sich nicht durch normale Diät- oder Gesundheitsbücher beantworten lassen.

- Ist das innere Bauchfett tatsächlich so gefährlich?
- Was ist mit dem sogenannten Rettungsring, ist der auch gefährlich?
- Warum nehmen manche Menschen in Bauch zu und nicht woanders?
- Wie wird man den dicken Bauch wieder los?

Der Beantwortung dieser Fragen ist dieses Buch gewidmet.

Gesundheitskiller Nummer eins?

Wenn man Artikeln und Reportagen der Medien Glauben schenkt, kann man in den letzten Jahren zu dem Schluss kommen, dass schon ein kleines Bäuchlein eine tödliche Bedrohung darstellt.

Selbst bei Normalgewicht sollen manche Menschen angeblich so viel von dem schädlichen inneren Bauchfett haben, dass ihnen der baldige Herztod droht.

Aber ist diese Hysterie berechtigt? Ist das innere Bauchfett tatsächlich so gefährlich?

Zunächst sollte man innehalten und sich fragen, wie es normalerweise mit neuen, brisanten Themen läuft.

Meistens wird ein neues Thema wie die sprichwörtliche Sau durchs Dorf getrieben. Neu gewonnene Erkenntnisse werden maßlos übertrieben. Einige Jahre später, wenn man etwas mehr über das Thema weiß, wird alles relativiert und von der großen Dramatik bleibt nur ein Teil zurück.

So wird es vermutlich auch mit dem dicken Bauch geschehen.

Zur Zeit hat man einige Studien, die eindeutig darauf hindeuten, dass Menschen mit viel innerem Bauchfett höhere Blutfettwerte haben, öfter unter Bluthochdruck und Arteriosklerose leiden und häufiger an Schlaganfall und Herzinfarkt erkranken. Auch die Krebsgefahr soll deutlich ansteigen.

Insgesamt wird mit dem vergrößerten Bauchumfang ein erhöhtes Sterberisiko verknüpft.

Zu diesen Erkenntnissen kam beispielsweise der Wissenschaftler Eric J. Jacobs aus Atlanta, wo er für die Amerikanische Krebsgesellschaft forscht. Zwischen 1997 und 2006 führte er eine Studie mit 104.843 Menschen durch. Diese Menschen waren über 50 Jahre alt, von ihnen starben 14.647 im Zeitraum der Studie.

In Hinblick auf den Taillenumfang stellten die Forscher fest, dass Frauen mit einem Taillenumfang von mehr als 110 cm etwa doppelt so häufig starben, wie Frauen mit einem Taillenumfang von unter 75 cm. Männer mit einem Taillenumfang von über 120 cm hatten ein doppelt so hohes Sterberisiko wie Männer mit einem Umfang von unter 90 cm.

Besonders gravierend war in dieser Studie der Zusammenhang zwischen Sterberisiko und Taillenumfang bei normalgewichtigen Frauen, die einen dicken Bauch hatten. Es geht hier also um Frauen, die ansonsten schlank sind, aber einen deutlich gerundeten Bauch haben.

Andere Studien sind in den letzten Jahren zu ganz ähnlichen Ergebnissen gekommen, die nur in Details voneinander abweichen. Immer wieder wird ein Zusammenhang zwischen einem großen Taillenumfang und verstärkter Neigung zu Krankheiten festgestellt.

Doch aus den meisten Studien geht nicht eindeutig hervor, ob das innere Bauchfett tatsächlich die Ursache für die Gesundheitsgefährdung ist oder ob es gemeinsame Ursachen für beide Phänomene gibt.

Egal, ob der dicke Bauch die Ursache für Erkrankungen ist oder nur ein gemeinsames Symptom, so ist ein auffallend dicker Bauch jedoch ein klares Alarmsignal. Wenn der Bauchumfang im Verhältnis zum restlichen Körper besonders groß ist, besteht offenbar eine erhöhte Gefahr, an Herzkreislauf-Erkrankungen oder Krebs zu erkranken.

Weitere Probleme durch den Bauch

Ein dicker Bauch ist nicht nur ein eventuelles Gesundheitsrisiko für die gefürchteten tödlichen Krankheiten, sondern er verursacht auch ganz handfeste Probleme, die jedem von selbst einleuchten.

Dafür müssen gar keine aufwendigen medizinischen Studien bemüht werden, denn diese Gesundheitsfolgen eines dicken Bauches liegen klar auf der Hand. Sie können die Lebensqualität teilweise erheblich einschränken.

Rückenschmerzen als Bauch-Folge

Wenn ein schwerer Kugelbauch nach vorne absteht, dann ist das naturgemäß eine starke Belastung für den Rücken, denn der Bauch zieht nach vorne. Um aufrecht zu stehen, muss man der Schwerkraft einige Kraft entgegensetzen. Das führt nahezu unweigerlich zu Verspannungen im Rücken und Haltungsfehlern und somit auch zu Rückenschmerzen.

Der Rücken kann in manchen Fällen so stark unter der Belastung durch den Bauch leiden, dass die Betroffenen ständig unter Rückenschmerzen leiden. Dann wird fast jede Bewegung zur Qual, was den Bauch immer weiter anwachsen lässt.

Oft folgt dann eine mühsame Odyssee von Arzt zu Arzt, die schließlich in einer fruchtlosen Operation gipfelt.

Stattdessen würde es in diesen Fällen helfen, den Bauch zu verringern und regelmäßig Rückentraining zu machen. Durch das Rückentraining werden die Rückenmuskeln gestärkt und können die Wirbelsäule dann besser bei ihren Aufgaben unterstützen. Außerdem helfen gestärkte Muskeln beim Abnehmen. So hat man vom Rückentraining einen doppelten Effekt.

Sodbrennen

Eine sehr verbreitete Folge eines Kugelbauches ist das Sodbrennen.

Weil der Bauch so groß ist, wird der Magen nach oben gedrückt. Auch der Mageneingangsmuskel kann sich nicht mehr richtig schließen.

Bei manchen Menschen rutscht der obere Teil des Magens sogar durch das Zwerchfell nach oben. Dann spricht man von einem Zwerchfellbruch, in der Medizinersprache auch Hiatus Hernie genannt. Solch ein Zwerchfellbruch ist nicht sehr schlimm, er bildet sich oft sogar von selbst wieder zurück, wenn der Magen nach unten hin wieder mehr Platz hat. Aber durch einen Zwerchfellbruch kann es verstärkt zu Sodbrennen kommen. Falls der Zwerchfellbruch längere Zeit besteht, kann die Schleimhaut des noch oben verschobenen Magenteils geschädigt werden.

Doch auch ohne Zwerchfellbruch kann Sodbrennen häufig mit einem dicken Bauch einher gehen.

Der saure Mageninhalt steigt auf in die Speiseröhre und verursacht Schmerzen.

Dieses Problem löst man nicht dadurch, dass man Säureblocker einnimmt, sondern indem man den Bauch reduziert.

Das Sodbrennen wird dann meistens von selbst verschwinden.

Herzprobleme - Roemheld-Syndrom

Bei einem Bauch, der durch seine Fülle stark nach oben drückt, kann es zu angsteinflößenden Herzproblemen kommen.

Verstärkt wird dieses Problem, wenn man zusätzlich Blähungen hat, der Bauch also noch stärker als sonst aufgetrieben ist. Auch schwere Mahlzeiten können die Beschwerden auslösen oder verstärken.

Weil das Herz von unten gedrückt wird, funktioniert es nicht mehr reibungslos. Es kann zu schmerzhaften Attacken, zu Herzstolpern und zu Herzrasen kommen.

Wegen dieser Beschwerden glauben viele der Betroffenen, dass sie Angina Pectoris hätten. Das Herz ist beim Roemheld-Syndrom jedoch gar nicht krank, es sei denn, der Betroffene leidet zusätzlich an einer echten Herzkrankheit.

Wegen der Ähnlichkeit der Beschwerden sollte man jedoch unbedingt einen Arzt aufsuchen, wenn man unter Herzbeschwerden leidet.

Außer Herzbeschwerden können beim Roemheld-Syndrom einige andere Beschwerden auftreten, beispielsweise Atemnot, Hitzewallungen, Schwindel und Ängste.

Das Roemheld-Syndrom fühlt sich also wie eine gefährliche und bedrohliche Krankheit an. Die Betroffenen fühlen sich schwer krank.

Besserung kann jedoch schon auftreten, wenn die Blähungen verschwinden.

Wenn es gelingt, den Bauch zu verringern, können die verschiedenen Beschwerden des Roemheld-Syndroms wieder ganz verschwinden.

Kurzatmigkeit

Atemprobleme können als Teil des Roemheld-Syndroms oder auch alleinstehend auftreten, wenn man einen dicken Bauch hat.

Durch den dicken Bauch hat die Lunge nicht genügend Platz, um sich zu entfalten.

Große Mahlzeiten oder Blähungen können das Problem noch verstärken.

Bei der kleinsten Anstrengung muss man dann schnell und heftig atmen, als hätte man einen Wettlauf hinter sich. Oft können schon kurze Treppen zu einem Problem werden.

Kurzatmigkeit kann jedoch auch durch eine Herzschwäche oder Lungenprobleme verursacht werden. Daher sollte man ärztlich abklären lassen, ob Herz und Lunge gesund sind.

Regelmäßige Bewegung verkleinert nicht nur den Bauch, sondern stärkt auch Herz und Lunge, sodass die Kurzatmigkeit wieder verschwinden kann.

Blasensenkung - Stress-Inkontinenz

Das schwere Gewicht eines dicken Bauches kann so stark auf die unteren Bauchorgane drücken, dass sie sich nach unten absenken.

Davon ist besonders häufig die Blase betroffen. Die Harnblase wird normalerweise durch Bänder an ihrem Platz gehalten. Wenn der Bauch zu lange und schwer darauf lastet, geben die Bänder allmählich nach und die Blase senkt sich.

Das Hauptproblem bei einer Blasensenkung ist die sogenannte Stress-Inkontinenz, auch Belastungs-Inkontinenz genannt.

Dabei kommt es bei plötzlichen Bauchanspannungen, beispielsweise durch Husten, Niesen oder Lachen zum Abgang kleiner Harnmengen. Eine geringe Menge Harn wird durch die plötzliche Anspannung aus der Blase gespritzt, ohne dass man es mit bewusster Anspannung verhindern kann.

Auch körperliche Anstrengungen wie Heben oder Springen können Harnverlust auslösen.

Von einer solchen Belastungsinkontinenz sind vor allem Frauen betroffen, weil ihre Harnröhre sehr kurz ist.

Gegen eine Belastungs-Inkontinenz hilft regelmäßiges Beckenboden-Training. Außerdem ist es hilfreich, wenn der Bauch leichter wird.

Bauch als Hindernis

Im ganz normalen Alltag kann ein dicker Bauch ein ziemlicher Störfaktor sein, ganz unabhängig von Gesundheitsproblemen.

Mit einem dicken Bauch fällt es schwer, sich zu bücken.

Dadurch wird das Anziehen von Strümpfen und Schuhen zu einem ernsthaften Problem.

Auch ohne den Taillenumfang zu messen oder die Waage zu bemühen, könnte man als Faustformel sagen: der Bauch ist deutlich zu dick, wenn man sich die Schuhe nicht mehr ohne Schwierigkeiten zubinden kann.

An engen Stellen kann es mit einem dicken Bauch auch schwer fallen durch zu kommen. So kann der Bauch nicht nur lästig sein, sondern auch zu Platzangst führen.

Bauch als ästhetisches Problem

Für viele Bauchbesitzer ist das größte Problem beim Bauch der optische Aspekt.

War der männliche Bauch früher noch ein Zeichen von Stattlichkeit und Erfolg, so steht er heute eher für Misserfolg und Unattraktivität.

Der Mann mit Kugelbauch verliert an Sexappeal und selbst bei der Arbeit traut ihm keiner mehr große Heldentaten zu. Manche Männer schaffen es zwar, das Manko Bauch durch andere Trümpfe auszugleichen, aber das ist auch für sie oft nur ein geringer Trost.

Für Frauen ist es fast noch schlimmer, wenn der Bauch sich stark rundet.

Mit breiten Hüften und rundem Hintern wirkt eine Frau besonders weiblich. Doch wenn das Übergewicht sich am Bauch konzentriert, ist es mit der Weiblichkeits-Wirkung vorbei.

Ab einem bestimmten Bauchumfang werden Frauen sogar häufig gefragt, ob sie schwanger sind. Das ist den betroffenen Frauen meistens besonders peinlich.

Bei manchen Bauchträgern reicht die potentielle Gesundheitsgefahr oder ungefährlichere Gesundheitsbeschwerden nicht aus, um genügend Motivation zum Bauch-Abnehmen zu finden. Der ästhetische Aspekt könnte jedoch eventuell den nötigen Anstoß geben, um das Vorhaben Bauch-Weg in Angriff zu nehmen.

Gesundheit messen mit dem Zentimetermaß

Seit bekannt wurde, dass inneres Bauchfett gefährlicher für die Gesundheit ist als die Fettpolster unter der Haut, verliert das Körpergewicht etwas an Bedeutung.

Vor allem der BMI, der lange Jahre als Maß aller Dinge galt, wenn es darum ging, die Figur zu beurteilen, ist inzwischen sehr umstritten. Mit dem BMI kann man zwar das Gewicht in Bezug auf die Körpergröße beurteilen. Man kann jedoch nicht beurteilen, ob das Gewicht aus Muskeln oder aus Fett besteht.

Außerdem kann man mithilfe des BMIs nicht beurteilen, ob sich das eventuelle Übergewicht im Bauchraum sammelt oder an ungefährlicheren Stellen.

Daher wird es immer beliebter, das Übergewicht anhand des Taillenumfangs zu ermitteln.

Nicht nur persönliche Empfehlungen der Ärzte werden teilweise ausschließlich auf der Basis des Taillenumfangs getroffen. Sogar Versicherungsbeiträge, Arbeitsplätze und Einwanderungserlaubnis hängen mitunter vom Taillenumfang ab.

Um den Taillenumfang zu messen, braucht man nur ein Zentimetermaß.

So messen Sie den Taillenumfang:

- Messen Sie am besten morgens nach dem ersten Toilettengang und vor dem Frühstück.
- Messen Sie etwa 2 cm über dem Bauchnabel.
- Atmen Sie vor dem Messen leicht aus, aber nicht zu stark. Der Bauch sollte nicht eingezogen werden.

Die Messwerte werden offiziell folgendermaßen beurteilt:

Frauen	Männer	Bewertung
über 80 cm	über 94 cm	der Bauch ist ein Risikofaktor
über 88 cm	über 102 cm	deutlich erhöhtes Risiko

Neuere Studien, unter anderem eine Herzstudie aus San Antonio, deuten jedoch darauf hin, dass die 88 cm als Grenze bei Frauen möglicherweise zu streng ist.

Kritik am Taillenumfang als Maß aller Dinge

Für eine ungefähre Beurteilung des Gesundheitsrisikos ist die Messung des Taillenumfangs durchaus wertvoll. Auch für eine Verlaufskontrolle, wenn man den Abnehmerfolg nachvollziehen will, eignet sich die Messung des Taillenumfangs.

Doch um Menschen auszugrenzen oder zu höheren Beiträgen zu verdonnern ist die alleinige Bewertung des Taillenumfangs eher nicht geeignet.

Der Taillenumfang alleine sagt nämlich noch nichts Genaues darüber aus, wie viel ungesundes inneres Bauchfett tatsächlich vorhanden ist. Zwischen innerem und dem harmlosen äußeren Bauchfett wird nicht unterschieden und auch andere Bestandteile des Bauches werden ignoriert.

Außerdem wird die Körpergröße nicht berücksichtigt und auch nicht das Verhältnis zu anderen Körperbereichen, beispielsweise zur Hüfte.

Eine genaue Beurteilung über das innere Bauchfett bietet nur eine Computertomographie. In den Aufnahmen des Computertomographen kann man das innere Bauchfett sehen, wie es die Organe umgibt.

Ansonsten kann man durch die Kombination mehrerer Messwerte zu einem etwas aussagefähigeren Ergebnis kommen als allein mit dem Taillenumfang.

Taille-Hüfte-Verhältnis

Das Taille-Hüfte-Verhältnis (Waist-to-Hip-Ratio) bezieht außer dem Taillenumfang auch den Umfang der Hüfte in seine Beurteilung mit ein.

Das hilft bei der Unterscheidung zwischen innerem und äußerem Bauchfett, denn wer viel äußeres Bauchfett hat, hat meistens auch viel Fett auf der Hüfte.

Wenn also der Taillenumfang im Verhältnis zur Hüfte groß ist, dann spricht das für vermehrtes inneres Bauchfett.

Bei einem normalen Verhältnis zwischen Taillenumfang und Hüftumfang kann man eher davon ausgehen, dass das Bauchfett eher unter der Haut sitzt. Das würde darauf hindeuten, dass es eher ungefährlich ist.

So ermitteln Sie das Taille-Hüfte-Verhältnis:

- Messen Sie den Taillenumfang etwa 2 cm über dem Bauchnabel.
- Messen Sie den Hüftumfang an der dicksten Stelle des Pos.
- Berechnen Sie das Taille-Hüfte-Verhältnis mit folgender Formel:

Taille / Hüfte = Taille-Hüfte-Verhältnis

Die Messwerte werden folgendermaßen beurteilt:

Frauen	**Männer**	**Bewertung**
unter 0,8	unter 0,9	Normalverhältnis
0,8 bis 0,84	0,9 bis 0,99	verbreiterte Taille
über 0,85	über 1,0	apfelförmiges Übergewicht

Das Taille-Hüfte-Verhältnis spielt übrigens auch in der Ästhetik eine wichtige Rolle.

Als besonders wohlgeformt werden Frauen wahrgenommen, die ein Taille-Hüfte-Verhältnis von 0,7 haben.

Dabei spielt es keine Rolle, wie dick die Frau insgesamt ist. Es kommt nur auf das Verhältnis an.

Körperfett-Verteilungsmuster-Index

Beim Körperfettverteilungsmuster-Index werden auch Taillenumfang und Hüftumfang miteinander verrechnet. Doch der Taillenumfang wird stärker berücksichtigt als der Hüftumfang.

So wird der Körperfett-Verteilungsmuster-Index berechnet:

Taille * Taille / Hüfte = KVI

Die Messwerte werden folgendermaßen beurteilt:

Frauen	**Männer**	**Bewertung**
unter 60	unter 75	Normal
61 bis 74	76 bis 84	erhöhtes Risiko
über 75	über 85	hohes Risiko

Taille-Größe Verhältnis – Waist-to-Height-Ratio

Das Taille-Größe-Verhältnis ist eine eher unbekannte Beurteilungsmethode der Körpermaße.

Bei dieser Methode werden Taillenumfang und Körpergröße miteinander verrechnet. Wer größer ist, darf nach dieser Berechnungsweise mehr Taillenumfang haben als kleinere Menschen.

Außerdem wird hier das Alter berücksichtigt. Je älter man ist, desto größer darf der Taillenumfang sein. Erstaunlicherweise wird jedoch nicht zwischen Männern und Frauen unterschieden, obwohl Männer im Allgemeinen deutlich größere Taillenumfänge haben als Frauen.

Eine Studie der Ludwig-Maximilians-Universität in München hat einen engen Zusammenhang zwischen dem Taille-Größe-Verhältnis und Herz-Kreislauferkrankungen ergeben.

Bei dieser Studie wurden 10.000 Teilnehmer untersucht. Der BMI und das Taille-Hüfte-Verhältnis standen jedoch in keiner signifikanten Beziehung zu dem Auftreten von Herz-Kreislauf-Erkrankungen. Nur das Taille-Größe-Verhältnis spielte eine erkennbare Rolle.

Zur Ermittlung des Taille-Größe-Verhältnisses wird der Taillenumfang durch die Körpergröße geteilt.

So ermitteln Sie das Taille-Größe-Verhältnis:

- Messen Sie den Taillenumfang.
- Messen Sie die Körpergröße.
- Verrechnen Sie nach folgender Formel:

Taille / Körpergröße = Taille-Größe-Verhältnis

Die Messwerte gelten bis zu folgenden Werten als akzeptabel:

unter 40 Jahre	**40-50 Jahre**	**über 50 Jahre**
0,5	0,5 - 0,6	0,6

Was ist drin im Bauch?

Beim Messen des Taillenumfangs zur Beurteilung der Gesundheitsgefährdung wird häufig ignoriert, dass die Taille nicht nur aus innerem Bauchfett besteht.

Dabei kann der Bauch nicht nur das gefährliche innere Bauchfett enthalten, sondern auch Darmgase, Wassereinlagerungen, äußeres Bauchfett und einige Dinge mehr. Davon wird der Bauch zwar auch dick, aber die gesundheitliche Bedeutung ist eine völlig andere als beim inneren Bauchfett.

Auch als Abhilfe dagegen muss man ganz unterschiedliche Maßnahmen ergreifen.

Daher ist es durchaus von Bedeutung, herauszufinden, wovon der eigene Bauch so dick ist. In den meisten Fällen werden es wohl Kombinationen mehrerer Faktoren sein.

Äußeres Bauchfett - Unterhautfettgewebe

Der klassische Rettungsring im Bauchbereich besteht in erster Linie aus Unterhaut-Fettgewebe.

Dieses Fett sitzt direkt unter der Haut, wie auch das Fett an Po, Beinen und anderen Körperstellen.

Unterhautfettgewebe gilt heutzutage als eher ungefährlich.

Wie viel Unterhautfettgewebe man hat, hängt einerseits von der Veranlagung ab und andererseits von einer erhöhten Energiebilanz. Die Energiebilanz besagt, wie viel Kalorien man zu sich nimmt und wie viel man verbraucht. Der Verbrauch hängt einerseits mit der täglichen Bewegung zusammen und andererseits auch mit dem Grundumsatz. Daher ist der Energieverbrauch von Mensch zu Mensch sehr verschieden.

Ob sich das Unterhautfett bevorzugt an den Beinen ansammelt oder eher am Bauch, ist vermutlich auch eine Frage der angeborenen Veranlagung. Auch die hormonelle Situation kann bei der Fettverteilung eine Rolle spielen.

Das äußere Bauchfett ist das Fett, das man mit den Händen greifen kann, wenn man sich an den Bauch fasst.

Wenn man also sein Bauchfett mit den Händen umfasst und entsetzt konstatiert, wie viel Bauch man doch hätte, dann handelt es sich bei dem unerwünschten Übeltäter um gesundheitlich ungefährliches Fett.

Dieses Fett ist nicht gemeint, wenn man von der schlimmen Gefahr durch den dicken Bauch spricht.

Leider wird in vielen Zeitschriften-Artikeln und sogar in Büchern der falsche Eindruck erweckt, dass der Rettungsring die große Gefahr darstellt. Häufig sieht man dazu noch ein Bild, wo eine gertenschlanke Frau einen knappen Zentimeter Bauchspeck zwischen zwei gespitzten Fingern abkneift. Diese Darstellung im Zusammenhang mit Warnungen vor der Gesundheitsgefahr durch den Bauch ist unsinnig.

Das äußere Bauchfett ist ein rein ästhetisches Problem, wenn überhaupt.

Wenn der Taillenumfang im Grenzbereich der Empfehlungswerte liegt und man verfügt über reichlich äußeres Bauchfett, dann besteht durchaus die Möglichkeit, dass man gar nicht zu viel inneres Bauchfett hat.

Mithilfe einer Blutuntersuchung der Blutfettwerte kann man genauere Informationen darüber erhalten.

Trotzdem kann es sein, dass man sein äußeres Bauchfett gerne loswerden möchte. Denn Übergewicht stellt ja nicht nur ein potentielles Problem für die Gesundheit dar, sondern kann auch in optischer Hinsicht belasten.

Bei der Bekämpfung des äußeren Bauchfettes hilft in erster Linie eine Umstellung der Ernährung und reichlich Bewegung. Durch Bewegungen im Bauchbereich, z.B. Hula-Hoop oder Bauchmuskel-Übungen, wird der Bauch gestrafft, sodass er nicht nur schlanker, sondern auch knackiger wird.

Leider ist das äußere Bauchfett oft besonders hartnäckig, wie die Erfahrung zeigt. Daher braucht man einerseits Geduld und andererseits Hartnäckigkeit, um das äußere Bauchfett erfolgreich klein zu kriegen.

Wichtig ist vor allem, dass man langsam abnimmt, damit die gedehnte Bauchhaut genug Zeit zum Schrumpfen hat. Sonst besteht die Gefahr einer sogenannten Bauchschürze, die das optische Problem nicht löst, sondern nur verlagert. Mehr Informationen über die Bauchschürze finden Sie auf Seite 147.

Bauchmuskulatur

Die Bauchmuskeln sind ein sehr erwünschter Teil des Bauches.

Bei Menschen mit sehr wenig äußerem Bauchfett kann man die Bauchmuskeln als sogenanntes "Sixpack" sehen, vorausgesetzt, die Bauchmuskeln sind kräftig.

Gut entwickelte Bauchmuskeln helfen unter anderem dabei, den Bauch zusammen zu halten. So haben die Bauchorgane und das innere Bauchfett weniger Neigung, sich nach vorne zu wölben und einen Kugelbauch zu bilden.

Die Bauchmuskulatur ist also wichtig, um den Bauch in eine straffe Form zu bringen.

Zur Stärkung der Bauchmuskulatur gibt es zahlreiche Übungen, darunter die berüchtigten Crunches oder Situps. In Fitnessstudios findet man auch mehrere spezielle Geräte zum Training der Bauchmuskulatur.

Obwohl die Stärkung der Bauchmuskeln einen sehr günstigen Einfluss auf die Straffheit des Bauches hat, wird das äußere Bauchfett nicht davon beeinflusst. Man kann also trotz gut trainierter Bauchmuskeln einen Speckbauch haben. Die Bauchmuskeln sind dann unter der Fettschicht nicht zu sehen.

Außer den potentiell sichtbaren Muskeln vorne am Bauch gibt es auch innere Bauchmuskeln, die schräg verlaufen. Diese inneren Bauchmuskeln halten den gesamten Rumpf zusammen. Man kann sie zwar weder fühlen noch sehen, aber sie sind sehr wichtig für eine schlanke Taille. In der modernen Fitness-Terminologie spricht man auch von Core-Muskeln (Core = Kern).

Beim Messen des Taillenumfangs kann die Bauchmuskulatur durchaus ein paar Zentimeter ausmachen. Jedoch handelt es sich nur um wenige Zentimeter.

Diese Bauchmuskeln machen aus einer schlanken Taille also keinen großen Taillenumfang.

Aber während man abnimmt und den Bauchumfang verringert, könnte eifriges Bauchmuskeltraining durchaus den Abnehmerfolg scheinbar bremsen.

Das sollte einen jedoch keineswegs vom Training der Bauchmuskeln abhalten, denn starke Bauchmuskeln sind sehr wichtig für das Erreichen einer schlanken Taille.

Rückenmuskulatur

Starke Rückenmuskeln sind sehr wichtig, vor allem, wenn man einen dicken Bauch hat.

Um den Körper trotz dickem Bauch aufrecht halten zu können, bedarf es kräftiger Rückenmuskeln. Sonst sind regelmäßige Rückenschmerzen nahezu unausweichlich. Mit gut ausgebildeten Rückenmuskeln kann man Rückenschmerzen wirksam vorbeugen.

Außerdem helfen Rückenmuskeln beim Abnehmen, weil Muskeln viel Energie verbrauchen, selbst im Ruhezustand.

Rückenmuskeln sind also genau so erwünscht wie Bauchmuskeln.

In mehrfacher Hinsicht ist es sehr sinnvoll, wenn man die Rückenmuskulatur stärkt.

Doch ebenso wie die Bauchmuskeln können auch starke Rückenmuskeln ein paar Zentimeter zum Taillenumfang beitragen.

Gute Rückenmuskeln zeigen sich als kräftige Wülste rechts und links von der Wirbelsäule.

Wenn diese Muskeln wachsen - was sie tun sollten - kann dies beim Messen der Taille scheinbar den Eindruck erwecken, dass der Taillenumfang wächst.

Bei fleißigem Rückentraining sollte man sich also nicht davon erschrecken lassen, wenn das Maßband den einen oder anderen Zentimeter mehr anzeigt.

Ödeme - Wassereinlagerungen

Besonders gefürchtet bei Abnehmwilligen sind Wassereinlagerungen. Sie können innerhalb von wenigen Stunden das Körpergewicht um mehrere Kilos steigern, wenn sie sich kurzfristig bilden.

Solche Wassereinlagerungen werden auch Ödeme genannt. Sie treten besonders oft in den Füßen und Beinen auf und sorgen dort für starke Spannungsgefühle und Schwellungen. Aber auch der Bauch kann durch Ödeme anschwellen.

Bauch-Ödeme durch Östrogen-Dominanz

Vor allem bei Frauen kommt es auch häufig im Bauch zu Wassereinlagerungen. Diese Wassereinlagerungen im Bauch sind bei den betroffenen Frauen meist hormonell bedingt. Sie entstehen vor allem durch ein Hormonungleichgewicht zugunsten der Östrogene. Wenn das weibliche Hormon Progesteron zu wenig ist, dominiert das Östrogen, was zu zahlreichen Gesundheitsbeschwerden führt, unter anderem zu Ödemen im Bauchraum.

Sehr oft kommt es in den Tagen vor der Periode zu diesem Hormonungleichgewicht. Kurz vor der Periodenblutung nehmen die betroffenen Frauen zu und der Bauch wird spürbar dicker.

Die gewohnten Hosen passen nicht mehr und auch das Zentimetermaß zeigt deutlich, dass der Bauch geschwollen ist.

Die Frau hat jedoch kein Fett zugenommen, sondern es ist nur Gewebswasser, das sich im Bauch eingelagert hat.

Nach der Periode verschwindet der dicke Bauch und die vorübergehende Gewichtszunahme meistens ganz von selbst wieder.

Bei manchen Frauen besteht das Ungleichgewicht zugunsten der Östrogene jedoch dauerhaft und nicht nur kurz vor der Periode. Das ist insbesondere bei Frauen in den frühen Wechseljahren der Fall, also etwa ab 40.

Manche Frauen leiden aber auch schon in jüngeren Jahren unter diesem hormonellen Ungleichgewicht. Diese Frauen haben meistens auch Probleme mit dem prämenstruellen Syndrom und andere Störungen der Gesundheit. Der Bauch ist häufig den ganzen Monat über mehr oder weniger durch Ödeme geschwollen.

Beim hormonellen Ungleichgewicht zugunsten des Östrogens spricht man auch von einer Östrogen-Dominanz (siehe Seite 68).

Aber nicht nur eine Östrogen-Dominanz kann zu Wassereinlagerungen im Bauchraum führen.

Bauch-Ödeme durch salzreiches Essen

Salzreiches Essen fördert allgemein die Wassereinlagerung im Gewebe. Diese Wassereinlagerungen spürt man deutlich in den Beinen, man kann sie aber auch am leicht angeschwollenen Bauch erkennen.

Wenn man sich normalerweise eher salzarm ernährt und isst dann eine einzige salzreiche Mahlzeit, beispielsweise Suppe oder ein Essen im Restaurant, dann kann man eine Gewichtszunahme von bis zu einem Kilo feststellen. Bei mehreren salzreichen Mahlzeiten kann die Gewichtszunahme sogar noch mehr betragen.

Bei diesem Gewicht handelt es sich nicht um Fett (es sei denn, das Essen war extrem kalorienreich), sondern um Wassereinlagerungen.

Zwar findet ein Großteil dieser Wassereinlagerungen in den Beinen statt, aber auch im Bauch setzt sich eine gewisse Wassermenge fest. Man kann also eventuell eine geringe Zunahme des Bauchumfangs messen.

Das Salz bindet sozusagen das Körperwasser an sich und verhindert, dass genug Wasser ausgeschieden wird.

Wenn man reichlich Wasser trinkt, verlieren sich diese Ödeme meistens schnell wieder. Wasser wirkt nämlich verdünnend auf das vermehrte Salz im Körper und hilft dabei, das Salz und das Wasser wieder auszuscheiden.

Außerdem sollte man die Salzaufnahme wieder in normalen Maßen halten, damit nicht neues Salz zu erneuten Ödemen führt.

Diese Erläuterungen sollen jedoch kein Plädoyer für eine salzarme Ernährung sein.

Menschen mit einem normalen Blutdruck und auch die meisten Menschen mit moderatem Bluthochdruck dürfen normal viel Salz zu sich nehmen.

Eine besonders salzarme Ernährung verhilft im Allgemeinen nicht zu einer verbesserten Gesundheit und hilft bei einem Großteil der Bluthochdruck-Patienten auch nicht dabei, den Blutdruck zu senken.

Bei heißem Wetter oder ausgeprägter körperlicher Anstrengung braucht man sogar deutliche Mengen Salz neben einer reichlichen Wasserzufuhr.

Auf der anderen Seite ist es jedoch nicht gesundheitsförderlich zu viel Salz zu sich zu nehmen.

Moderne Fertiggerichte und auch Mahlzeiten in Restaurants sind meistens zu salzig im Vergleich zum tatsächlichen Bedarf. Der Geschmackssinn vieler Menschen ist auf zu salzig getrimmt.

Daher gilt in gewisser Hinsicht, dass man mit dem Salzverbrauch maßvoll sein sollte. Ein bis drei Gramm Salz pro Tag sind eine sinnvolle Salzmenge für Erwachsene.

Bei extrem starkem Schwitzen kann man jedoch bis zu 20 Gramm Salz am Tag brauchen, neben bis zu zehn Liter Wasser.

Bauch-Ödeme durch Leberzirrhose

Wassereinlagerungen im Bauch können unter anderem auch durch eine Leberzirrhose verursacht werden.

Man spricht dann auch von einem Aszites, das ist ein Wasserbauch oder eine Bauchwassersucht. Das Wasser befindet sich bei dieser Form frei in der Bauchhöhle.

Wenn die Leber ihre Arbeit nicht mehr ausreichend erledigen kann, staut sich das Blut, das aus dem Darm kommt. Durch den Stau kommt es zum erhöhten Druck im sogenannten Pfortadersystem, das zur Leber führt. Ein Teil der Flüssigkeit des Blutes tritt durch die Gefäßwände aus und landet im Bauchraum. Dort sammelt es sich nach und nach immer mehr an.

Zu einer solchen Situation kann es durch Leberzirrhose, Leberkrebs oder andere Lebererkrankungen kommen.

Der Bauch schwillt infolge des Aszites immer mehr an. Er kann enorme Ausmaße annehmen.

Ein typisches Phänomen bei einem Aszites ist die Tatsache, dass der Bauch sozusagen schwappt. Wenn man den Bauch auf einer Seite anstößt, fühlt man die Welle auch noch auf der anderen Seite. Das genaue Gefühl für dieses Phänomen haben jedoch nur Fachleute, also vor allem Ärzte. Als Laie kann man einen Bauch kaum sicher beurteilen, denn jeder Bauch bewegt sich etwas mit, wenn man ihm einen Schubs gibt.

Ob ein Aszites aufgrund einer Lebererkrankung besteht, kann man einerseits an einer Bauchuntersuchung erkennen und andererseits an den Blutwerten der Leber. Die sogenannten Leberwerte sind bei Lebererkrankungen deutlich verändert.

Wenn der Verdacht auf einen Aszites besteht, sollte der Arzt also unter anderem die Leberwerte untersuchen lassen.

Die Behandlung besteht dann einerseits in der Behandlung der Grunderkrankung und andererseits im Ablassen des Bauchwassers.

Hungerbauch

Auf Fotos von hungernden Kindern haben wir fast alle schon den sogenannten Hungerbauch gesehen. Er ist geradezu ein typisches Merkmal von verhungernden Kindern.

Arme und Beine sind dünn wie Stecken und der Bauch wölbt sich kugelartig nach vorne.

Bei dem vorgewölbten Bauch handelt es sich um eine Form des Aszites, es ist also ein Wasserbauch.

Er entsteht nicht etwa durch eine allgemeine Mangelversorgung mit Kalorien, sondern durch zu wenig Proteine.

Der Körper braucht Proteine (Albumine), um das Wasser in den Blutgefäßen halten zu können. Wenn der Körper viel zu wenig Eiweiße hat, dann wandert das Wasser aus den Blutgefäßen in den Bauchraum und sammelt sich dort an. Es kommt zu einem dicken Kugelbauch. Auch die Füße schwellen meistens deutlich an und es kommt zu weiteren Symptomen.

Der Hungerbauch durch Proteinmangel in Hungersituationen wird auch Kwashiorkor genannt.

Häufig tritt der Hungerbauch auch dann auf, wenn ausreichend Kohlenhydrate und Fette verfügbar sind. Das Problem, das zum Hungerbauch führt, ist das Fehlen der Eiweiße in der Nahrung.

Die Menschen, die unter einem Hungerbauch leiden, sind also nicht zwangsläufig extrem dünn an Armen und Beinen. Je nach Situation können sie auch relativ normal wirken, abgesehen vom geschwollenen Bauch und geschwollenen Füßen. Auch das Gesicht ist häufig aufgetrieben.

Ein Hungerbauch könnte also auch durchaus auftreten, wenn sich ein Mensch in den Industrieländern besonders eiweißarm ernährt. Denkbar wäre dies bei strengen Veganern, die nicht genug auf ausreichend pflanzliche Eiweiße achten. Auch eine besonders achtlose Ernährung oder einseitige Diäten könnten theoretisch zu einem Hungerbauch führen.

Wenn der Bauch also im Verhältnis zum restlichen Körper extrem stark aufgetrieben ist, sollte man ihn auf Wassereinlagerungen untersuchen lassen. Dies gilt vor allem dann, wenn man sich sehr eiweißarm ernährt.

Darm

Der Darm nimmt einen Großteil des Bauchraums ein. Man unterscheidet zwischen Dünn- und Dickdarm.

Der Dünndarm folgt auf den Magen. In ihm wird die Nahrung immer weiter zerlegt. Die Nährstoffe der Nahrung werden durch die gefaltete Schleimhaut des Dünndarms in den Körper aufgenommen.

Die Dünndarmlänge beträgt beim Erwachsenen zwischen drei und sechs Metern. Diese Länge hängt unter anderem von der Spannung, dem Tonus, des Dünndarms ab. Bei ausgeprägter Spannung, beispielsweise bei der aktiven Verdauungstätigkeit ist der Dünndarm eher kürzer und im erschlafften Zustand ist er länger.

Hinter dem Dünndarm folgt der Dickdarm. Im Dickdarm wird der flüssige Speisebrei eingedickt, sodass er am Schluss als Kot ausgeschieden werden kann. Der Dickdarm entzieht dem Nahrungsbrei also Flüssigkeit.

Der Dickdarm windet sich um den Dünndarm herum. Er verläuft von rechts unten bis zum rechten Rippenbogen, dann quer über den Bauch und auf der linken Seite wieder nach unten. Normalerweise ist der Dickdarm etwa anderthalb Meter lang.

Auch die Veranlagung bestimmt über die Länge des Darms. So haben manche Menschen einen etwas längeren Darm als andere Menschen. Ein längerer Darm kann in geringem Maße zu einem größeren Bauchumfang beitragen.

Manche Richtungen der Naturheilkunde führen einen dicken Bauch und zahlreiche Erkrankungen auf eine Erschlaffung des Darms zurück. Der Darm würde durch die Erschlaffung zu dick werden und sich nach außen vorwölben. Infolge der Darmerschlaffung soll es zu einer Art inneren Vergiftung und etlichen Gesundheitsbeschwerden kommen.

Diese Vorstellung von einem übermäßig dicken, vorgewölbtem Darm wird jedoch von der Schulmedizin nicht geteilt. Der vorgewölbte Darm lässt sich bei Untersuchungen und auch Bauchoperationen normalerweise nicht beobachten.

Manchen Menschen hilft es dennoch, eine sogenannte Darmsanierung durchzuführen.

Darminhalt

Der Darm ist natürlich nicht leer, sondern voller Darminhalt. Dieser Darminhalt besteht in erster Linie aus der Nahrung in unterschiedlichen Verdauungszuständen.

Im oberen Teil des Dünndarms ist der Speisebrei noch teilweise als Nahrung zu erkennen. Im weiteren Verlauf wird er immer weiter zerlegt. Die Nährstoffe gehen nach und nach ins Blut über, sodass schließlich nur noch unverdauliche Reste im unteren Teil des Dünndarms und schließlich im Dickdarm verbleiben.

Viel Darminhalt durch Verstopfung

Je nachdem, wie schnell die Verdauung vonstatten geht, ist die Menge des Darminhaltes sehr unterschiedlich.

Bei manchen Menschen werden die Reste der gegessenen Nahrung innerhalb eines Tages als Stuhl ausgeschieden, bei anderen Menschen bleibt der Nahrungsbrei mehrere Tage lang im Darm bis er am Ende des Dickdarms angekommen ist.

Bei längerer Verweildauer des Nahrungsbreis kommt es meistens zur Verstopfung, denn dem Kot wird von Stunde zu Stunde immer mehr Flüssigkeit entzogen. Am Schluss ist der Kot dann mehr oder weniger hart und kann nur noch mit Mühe ausgeschieden werden.

Weil die Nahrung bei Verstopfung länger bis zur Ausscheidung braucht, befindet sich im Darm normalerweise mehr Nahrungsbrei als bei Menschen mit einer zügigen Verdauung.

Dieser Unterschied kann sich durchaus auf der Waage und beim Zentimetermaß bemerkbar machen.

Wahrscheinlich ist dies auch der Grund dafür, dass viele Abnehmwillige versuchen, der schlanken Linie durch Abführmittel auf die Sprünge zu helfen. Doch die Langzeitanwendung von Abführmitteln führt meist zur Gewöhnung, sodass die natürliche Verdauung immer schlechter funktioniert. Wenn man so stark abführt, dass es zu Durchfall kommt, tritt außerdem ein Mineralstoffverlust auf, der zu Gesundheitsschäden führen kann.

Besser als reichliche regelmäßige Abführmittel ist eine Optimierung der Ernährung für die Verdauung. Vollkornprodukte helfen besonders gut gegen Verstopfung, sofern man sie verträgt. Günstig sind auch viel Gemüse, Obst und Salat.

Ferner sollte man ausreichend trinken, damit der Körper nicht gezwungen wird, seinen Wasserbedarf zu stark aus dem Darm decken zu müssen. Auch ein Mindestmaß an Bewegung ist wichtig, um die Verdauung zu beleben. Weitere Informationen über Verstopfung finden Sie auf Seite 93.

Darmbakterien

Vor allem im Dickdarm leben Milliarden von Darmbakterien, die bei der Verdauung helfen und Vitamine herstellen.

Diese Darmbakterien, auch Darmflora genannt, sind für die Gesundheit des Menschen notwendig. Wir leben also in einer Symbiose mit diesen Darmbewohnern.

Die Darmbakterien sind so zahlreich, dass sie zusammengenommen mehrere Kilos wiegen.

Im Darm gibt es ganz unterschiedliche Arten von Bakterien. Einige davon, die Firmicuten, verwerten die Nahrung besonders effektiv, sodass der Körper aus der Nahrung mehr Kalorien erhält. Diese Firmicuten können in Notzeiten ein wahrer Segen sein.

Doch in Zeiten des Nahrungsüberflusses fördern Firmicuten die Entstehung von Übergewicht.

Man hat in Studien festgestellt, dass übergewichtige Menschen besonders viele Firmicuten in ihrem Darm beherbergen.

Wenn man also übergewichtig ist, hat man die Bakterienausstattung im Darm, um immer weiter zuzunehmen.

Doch wenn man es schafft abzunehmen, werden allmählich auch die Firmicuten im Darm weniger. Man ist diesen Darmbakterien also nicht völlig hilflos ausgeliefert.

Darmgase

Im Darm befindet sich immer mehr oder weniger viel Luft.

Die Luft wird unter anderem durch die Verdauungsprozesse gebildet, insbesondere durch Gärung. Es hängt von der Zusammensetzung der Nahrung und von den Darmbakterien ab, wie viel Luft während der Verdauung gebildet wird.

Ein Teil der Luft wird auch beim Essen und Trinken verschluckt und wandert dann mit dem Essen in den Darm. Je hastiger man isst, desto mehr Luft wird dabei verschluckt.

In einem gesunden Darm ist die Luftmenge sehr gering, sodass sie nicht weiter stört.

Doch wenn die Luft mehr wird, kommt es zu Blähungen. Der Darm wird schmerzhaft aufgetrieben.

Wenn man Glück hat, werden die Darmgase in Form von Winden ausgeschieden. Doch dieses Glück wird von den unangenehmen Gerüchen getrübt, die von den Winden ausgehen.

Noch unangenehmer wird es jedoch, wenn die Luft im Darm verbleibt. Dann kann es zu Schmerzen kommen, die mitunter recht stark werden können. Manch eine vermeintliche Blinddarmentzündung hat sich bei näherer Untersuchung als Blähungen entpuppt.

Akute Blähungen können den Bauchumfang um etliche Zentimeter anwachsen lassen. Auch leichte Blähungen tragen noch spürbar zum Taillenumfang bei.

Außer hastigem Essen fördern einige Nahrungsmittel die Entstehung von Blähungen. Verschiedene Menschen reagieren jedoch unterschiedlich empfindlich auf diese Nahrungsmittel.

Typische blähende Nahrungsmittel sind Kohlarten, Hülsenfrüchte, z.B. Bohnen und Erbsen, Zwiebeln und Knoblauch und Schwarzwurzeln.

Bei manchen Menschen wirkt auch Vollkorn blähungsfördernd.

Kohlensäure haltige Getränke können Blähungen verursachen, vor allem, wenn man sie schnell trinkt.

Eine weitere Ursache für regelmäßige Blähungen können Gallensteine sein. Gallenstein-Träger leiden oft unter häufigen Blähungen. Wenn man Gallensteine hat, die Beschwerden verursachen, ist eine Entfernung der Steine samt Gallenblase meistens die erfolgreichste Behandlungsmethode.

Häufig bilden die Darmgase einen feinporigen Schaum und können deshalb nicht abgehen. Es gibt Medikamente, die den Schaum auflösen, sodass die Luft den Körper leichter verlassen kann. Ein beliebter Wirkstoff gegen Blähungen ist Simeticon. Es gibt zahlreiche Präparate mit diesem Wirkstoff. Teilweise sind diese Mittel sogar in Drogerien und Supermärkten erhältlich.

Auch Magnesium-Tabletten können gegen Blähungen helfen, weil sie den Darm entkrampfen.

Traditionell werden einige Heilpflanzen gegen Blähungen verwendet, beispielsweise Fenchel, Kümmel, Anis, Kamille und Pfefferminze. Man trinkt diese Heilpflanzen in Form von Tee.

Sehr gut hilft auch eine Wärmflasche auf dem Bauch, um Blähungen zu lindern. Mehr Informationen darüber, wie Sie Blähungen wieder loswerden können, finden Sie auf Seite 92.

Bauchorgane

Außer dem Darm gibt es noch andere Organe im Bauch, die mehr oder weniger viel Platz beanspruchen. Die meisten davon liegen über oder unter der typischen Messstelle für den Taillenumfang. Dennoch können sie zum Taillenumfang beitragen, wenn sie vergrößert sind und den Darm in Richtung Bauchmitte verschieben.

Vergrößerungen der Bauchorgane sind meistens unerwünscht oder Folge einer Krankheit, natürlich abgesehen von einer Schwangerschaft.

Magen

Der Magen kann durch regelmäßige Überfüllung vergrößert werden. Bei Menschen, die sehr große Mahlzeiten essen, ist der Magen meistens erheblich vergrößert. Deshalb werden diese Menschen auch nicht schnell genug satt und haben nach normal großen Mahlzeiten noch richtigen Hunger. Der Hunger wird nämlich vorwiegend durch die Füllung des Magens gesteuert.

Durch die großen Mahlzeiten ist ein vergrößerter Magen in den meisten Fällen mit erheblichem Übergewicht verbunden. Der große Magen trägt zwar zum Taillenumfang bei, wird dann aber normalerweise von reichlichen Fettmengen im Bauch und außerhalb des Bauches begleitet.

Einen vergrößerten Magen muss man sich mühsam mithilfe von kleinen Mahlzeiten abtrainieren. Während der Magen schrumpft, sind die Betroffenen meistens sehr viel hungrig. Der Schrumpfungsprozess dauert im optimalen Fall etwa zwei Monate.

Wer es nicht schafft, seinen Magen durch kleine Mahlzeiten schrumpfen zu lassen, hat die Möglichkeit, den Magen operativ verkleinern zu lassen. Solch eine Operation wird jedoch nicht immer von den Kassen bezahlt. Außerdem bestehen natürlich die üblichen Operationsrisiken. Daher werden Magenverkleinerungen normalerweise nur durchgeführt, wenn das Übergewicht sehr stark ist und Ernährungsumstellung nicht dagegen hilft.

Leber

Die Leber, die unter dem rechten Rippenbogen sitzt, ist ein relativ großes Organ.

Bei manchen Menschen ist die Leber vergrößert. Man spricht dann von einer Fettleber.

Meistens ist Übergewicht die Ursache für eine solche Vergrößerung. Auch chronischer Alkoholmissbrauch kann eine Lebervergrößerung verursachen. In seltenen Fällen kann eine Lebervergrößerung auch andere Ursachen haben.

Eine vergrößerte Leber kann den Taillenumfang um einige Zentimeter anwachsen lassen. Das ist jedoch nicht das Hauptproblem bei einer vergrößerten Leber, sondern die Lebervergrößerung an sich.

Daher sollte man bei einer vergrößerten Leber den Empfehlungen des Arztes folgen und beispielsweise die Ernährung umstellen oder den Alkoholgebrauch reduzieren, je nach Ursache für die Lebervergrößerung. Nur so kann sich die Leber wieder erholen.

Milz

Die Milz ist ein Organ im Bauchraum, deren Bedeutung den meisten Menschen fremd ist. Obwohl die Milz ein Teil des Immunsystems ist und in diesem Rahmen wichtige Aufgaben erledigt, kann der Mensch auch ohne Milz überleben. Sie befindet sich oberhalb und hinter dem Magen.

Wenn die Milz vergrößert ist, spricht man von einem Milztumor. Dieser Begriff wird auch dann verwendet, wenn gar kein Tumor im üblichen Sinne vorliegt, sondern einfach eine Vergrößerung der Milz.

Solch eine Milzvergrößerung kann zahlreiche Ursachen haben. Meistens steckt eine Krankheit dahinter, beispielsweise eine Infektion, eine Entzündung oder gar eine Leukämie.

Wenn die Milz vergrößert ist, sollte unbedingt die Ursache für diese Vergrößerung herausgefunden werden. Dann sollte die zugrunde liegende Krankheit sorgfältig behandelt werden.

Auf den Taillenumfang wirkt sich die Milz auch bei einer Vergrößerung normalerweise nicht stark aus, weil es sich um ein eher kleines Organ handelt. Nur bei sehr starker Milzvergrößerung würde der Bauchumfang auffällig zunehmen.

Bauchspeicheldrüse

Die Bauchspeicheldrüse stellt eine Menge Verdauungssäfte her. Sie liegt quer im Bauch. Ihr Gang mündet in den Zwölffingerdarm, wohin sie die Verdauungssäfte abgibt.

Vergrößerungen der Bauchspeicheldrüse treten nur selten auf. Es gibt sie in Form von gutartigen Zysten oder bösartigen Tumoren.

Wenn eine Pankreaszyste sehr groß ist, kann man sie manchmal von außen ertasten. Eine solche Größe ist jedoch nicht der Normalfall, selbst nicht beim Vorhandensein von Bauchspeicheldrüsen-Zysten.

Zum Taillenumfang trägt die Bauchspeicheldrüse also im Normalfall nichts Wesentliches bei, nur ihre normale, geringe Größe.

Nieren

Die beiden Nieren liegen im hinteren Teil des Bauchraums in der Nähe der Wirbelsäule.

Diese wichtigen Organe können zwar vielfältig erkranken, aber eine Vergrößerung der Niere ist damit normalerweise nicht verbunden.

In seltenen Fällen gibt es Menschen mit einer zusätzlichen Niere. Eine solche dritte Niere würde natürlich den Bauchumfang vergrößern. Sie ist aber sehr selten.

Wie die Bauchspeicheldrüse kann auch die Niere an Zysten oder Krebs erkranken. In beiden Fällen würde es zu einer mehr oder weniger starken Vergrößerung der Niere durch diese Neubildung kommen. Eine deutliche Bauchvergrößerung ist jedoch nur selten eine Folge dieser Erkrankungen.

Gebärmutter

Die im Unterbauch liegende Gebärmutter wächst natürlicherweise stark an, wenn eine Frau schwanger ist. Nach einer Geburt ist die Gebärmutter noch wochenlang vergrößert, weil sie sich erst allmählich wieder zurück bildet.

Aber auch ohne Schwangerschaft kann die Gebärmutter relativ häufig vergrößert sein. Myome, das sind gutartige Tumore der Gebärmutter, treten nämlich bei relativ vielen Frauen im Laufe ihres Lebens auf.

Kleine Myome machen häufig keinerlei Beschwerden und auch größere Exemplare bleiben häufig lange unbemerkt. Doch können sich Myome auch durch besonders starke Blutungen oder Schmerzen äußern.

Wenn ein Myom sehr groß geworden ist, kann es sich durchaus spürbar auf den Bauchumfang auswirken. Bei besonders großen Myomen oder bei Beschwerden dadurch, ist eine operative Entfernung häufig die erfolgreichste Lösung.

Die Gebärmutter kann auch an Krebs erkranken. Sie wächst dadurch jedoch erst in einem sehr fortgeschrittenen Stadium so stark an, dass der

Bauchumfang davon deutlich beeinflusst wird. Vorher kommt es meistens schon zu anderen Beschwerden wie Blutungen oder Schmerzen.

Eierstöcke

Die Eierstöcke liegen auch im Unterbauch, direkt oberhalb der Gebärmutter.

Sie sind so klein, dass sie auch bei einer leichten Vergrößerung für den Bauchumfang keine Rolle spielen.

Doch relativ häufig bilden sich gutartige Zysten an den Eierstöcken. Auch diese Zysten sind normalerweise sehr klein. Aber manchmal wachsen die Zysten von Monat zu Monat. Sie können in seltenen Fällen bis zu fußballgroß werden.

Solch große Zysten treiben den Bauch natürlich ganz erheblich auf. Wenn eine Eierstockzyste so groß geworden ist, ist eine operative Entfernung meistens eine sinnvolle Behandlungsmethode. Kleinere Zysten verschwinden meistens von selbst wieder oder nach einer hormonellen Behandlung.

Wie die anderen Bauchorgane können auch die Eierstöcke an Krebs erkranken. Eierstockskrebs ist jedoch sehr selten.

Prostata

Bei Männern befindet sich im Unterbauch die Prostata.

Ältere Männer leiden häufig unter einer Prostata-Vergrößerung, die den Harnfluss beeinträchtigt.

Aber auch eine vergrößerte Prostata ist immer noch so klein, dass sie den Bauchumfang nicht wesentlich vergrößert.

Das Gleiche gilt auch für Prostata-Krebs.

Blase

Die Blase liegt ganz unten im Becken. Durch ihre regelmäßige Füllung mit Harn und dessen Ausscheidung ist ihre Größe starken Schwankungen unterworfen.

Bei starker Füllung kann die Harnblase bis zu einem Liter und mehr Flüssigkeit enthalten. Diese Flüssigkeitsmenge wirkt sich selbstverständlich auf den Bauchumfang aus.

Daher ist es sinnvoll, wenn man den Bauchumfang immer bei geleerter Blase misst, dann hat man einheitliche Werte.

Verwachsungen

Manche Menschen haben narbige Verwachsungen in ihrem Bauchraum.

Solche Verwachsungen sind im Prinzip wie Narben, sie liegen jedoch im Körperinneren und verbinden häufig verschiedene Organe miteinander.

Die Verwachsungen entstehen nach offenen Bauch-Operation oder infolge von Entzündungen der Bauchorgane.

Bei Menschen, die mit einem Bauchschnitt operiert wurden, bilden sich fast immer mehr oder weniger viele Verwachsungen. Die Entstehung von Verwachsungen beginnt meistens schon innerhalb von Stunden nach der Operation.

Entzündungen im Bauchraum verursachen nicht immer Verwachsungen. Aber häufig, wenn eine starke oder chronische Entzündung besteht, kommt es zu Verwachsungen. Typische Entzündungen, die Verwachsungen verursachen, sind beispielsweise Eierstockentzündungen oder Gallenblasen-Entzündungen.

Verwachsungen sind Gewebsstränge, die sich häufig von einem Organ zu einem anderen hinziehen. Sie liegen in der freien Bauchhöhle oder im Becken.

Normalerweise verursachen Verwachsungen keine gesundheitlichen Probleme. Einige Menschen leiden jedoch unter dauerhaften Beschwerden durch die Verwachsungen. Je nachdem, wo sich die Verwachsungen befinden, können dies beispielsweise chronische Verdauungsstörungen oder Unterleibsschmerzen sein.

Manchmal schnüren die Verwachsungen die betroffenen Organe ein oder führen zu Verdrehungen, sodass das Organ nicht mehr richtig funktioniert. Beim Darm kann es dadurch zu einem lebensbedrohlichen Darmverschluss kommen. Die Eileiter können durch Verwachsungen zugeschnürt werden, was zu Unfruchtbarkeit führt.

Bei erneuten Operationen im Bauchraum können Verwachsungen das Sichtfeld des Chirurgen behindern, sodass er erst einmal die Verwachsungen entfernen muss, bevor die eigentliche Operation beginnen kann.

Bei starken Beschwerden durch die Verwachsungen ist manchmal eine extra Operation zur Entfernung der Verwachsungen notwendig. Solche Operationen sind jedoch nicht immer von Erfolg gekrönt.

Ein guter Weg, um Verwachsungen infolge von Operationen zu verhindern, sind minimalinvasive Operationen. Bei dieser schonenden Operationstechnik kommt es nur selten zu anschließenden Verwachsungen.

Obwohl Verwachsungen sehr zahlreich sein können, spielen sie für den Bauchumfang normalerweise keine entscheidende Rolle. Sie sind nämlich normalerweise nur dünn.

Inneres Bauchfett - Viszeralfett

Schließlich befindet sich im Bauchraum noch das viel gescholtene innere Bauchfett.

Es liegt rund um und zwischen den Organen des Bauches. Daher wird es auch Viszeralfett genannt, denn "viscera" bedeutet "Eingeweide".

Dieses innere Bauchfett ist gemeint, wenn vom gefährlichen Bauchfett die Rede ist.

Es ist das Hauptthema dieses Buches: wodurch es entsteht, was es im Körper bewirkt und wie man es wieder schrumpfen lässt.

Grob betrachtet ist das innere Bauchfett ein Kurzzeitspeicher. Es ist dafür vorgesehen, dass der Körper damit kürzere Phasen ohne ausreichende Nahrungsversorgung ausgleichen kann.

Bis vor wenigen Jahrzehnten kam es auch in den Industrieländern immer wieder zu Nahrungsengpässen. Da konnte es lebensrettend sein, wenn man über Nahrungsreserven in Form von Fett verfügte.

Anders als das Unterhautfett, dass sich überall am Körper anlagert, ist das innere Bauchfett sehr schnell verfügbar, wenn die Nahrung knapp wird. Das innere Bauchfett stellt somit eine Zwischenstufe in der Energieversorgung dar.

Die sofortige Energiebereitstellung wird durch die sogenannten ATP-Moleküle erledigt. Deren Energie ist nach wenigen Sekunden erschöpft.

Dann werden die ATP-Moleküle mithilfe von Glykogen und etwas Muskelfett wieder aufgeladen. Glykogen ist die Speicherform der Stärke. Es handelt sich also um Kohlenhydrate, die im Körper gespeichert werden können. Man findet Glykogenspeicher in der Leber und in den Muskeln. Der gesamte Glykogen-Vorrat entspricht etwa 1600 Kilokalorien, das reicht für ungefähr 90 Minuten intensive körperliche Anstrengung.

Die weitere Energieversorgung des Körpers geschieht entweder durch neu gegessene Nahrung oder durch Abbau der Fettpolster. Dabei wird zunächst vom inneren Bauchfett gezehrt, wenn keine frische Nahrung verfügbar ist.

Das innere Bauchfett gibt Fette an das Blut ab. Vom Stoffwechsel wird das Fett teilweise in Zucker verwandelt, damit der Blutzuckerspiegel aufrecht gehalten werden kann. Teilweise wird das Fett direkt an die Muskeln weiter gegeben, um dort die Energieversorgung sicher zu stellen.

Erst in zweiter Linie bedient sich der Körper aus dem Unterhaut-Fettgewebe, wenn er Energiebedarf hat.

Diese Stoffwechsel-Vorgänge laufen in der Praxis jedoch nicht zeitlich getrennt nacheinander ab, sondern generell gleichzeitig. Die Beschreibung der Reihenfolge dient daher eher der Erklärung der Priorität als der zeitlichen Abfolge.

Sowohl Bauchfett als auch Unterhautfettgewebe werden ständig ab- und aufgebaut. Bei Nahrungsmangel überwiegt jedoch der Abbau, zunächst beim Bauchfett und später beim Unterhautfett. Bei Nahrungsüberschuss ist es genau so, allerdings überwiegt dann der Aufbau. Zuerst wird das Bauchfett aufgebaut und dann erst das Unterhautfett.

Wie viel Bauchfett es im Verhältnis zum Unterhautfett gibt, hängt jedoch von mehreren Faktoren ab. Diese Faktoren sind bisher erst teilweise geklärt.

Man weiß also nur bedingt, warum ein Mensch vor allem inneres Bauchfett hat und ein anderer Mensch vor allem Unterhautfett.

Diagnose des Bauchinhaltes

Um die Gefährlichkeit des eigenen Bauches einschätzen zu können, sollte man nicht nur wissen, wie dick der Bauch ist, sondern auch, was den Bauch so dick macht.

Besteht der Bauch vorwiegend aus äußerem Bauchfett, so ist das gesundheitlich nicht sehr gefährlich, anders als wenn das innere Bauchfett überwiegt.

Auch Luft, Verstopfung oder Mangelernährung können den Bauch dicker werden lassen und manchmal auch eine Organvergrößerung. Keine dieser Ursachen ist erfreulich, manche können sogar lebensbedrohlich sein, wie beispielsweise eine Krebserkrankung.

Wenn eine mehr oder weniger gefährliche Erkrankung die Hauptursache für den dicken Bauch ist, dann sollte diese Erkrankung behandelt werden. Abnehmversuche stehen in diesem Fall hinten an und sind nur dann sinnvoll, wenn die Erkrankung im Zusammenhang mit Übergewicht steht, beispielsweise bei einer ernährungsbedingten Lebervergrößerung.

Die meisten Bauchträger brauchen kein besonderes Diagnose-Verfahren, um den Bauch einschätzen zu können.

Wenn man relativ viel isst, sich eher wenig bewegt und auch an anderen Stellen des Körper Fett angesetzt hat, ist ein gewisser Bauch eine natürliche Begleiterscheinung. Vor allem bei Männern und bei Frauen ab den Wechseljahren kann ein Bauch stattliche Ausmaße annehmen.

Die Menge des äußeren Bauchfettes kann man sehr einfach mit den Händen einschätzen. Man umfasst mit beiden Händen das Fett seitlich des Bauchnabels. Wenn man dabei die Bauchmuskeln anspannt, fühlt man, wo das äußere Bauchfett innen aufhört. Dieser Anteil des Bauches ist das ungefährliche, aber lästige Unterhautfett. Spezialisierte Ärzte können die Menge des äußeren Bauchfettes mithilfe einer Art Kneif-Mess-Zange ausmessen.

Das innere Bauchfett kann man nicht so einfach identifizieren. Für eine genaue Identifizierung des inneren Bauchfetts muss eine Computer-Tomographie (CT) durchgeführt werden. Da solche Untersuchungen immer noch sehr teuer sind, wird normalerweise kein CT durchgeführt, wenn es nur um die Identifizierung des inneren Bauchfettes geht.

Auf Blähungen kann man als Laie schließen, wenn der Bauch häufig wie eine Trommel gespannt ist und dabei schmerzt. Wenn dann noch viele Winde abgehen, hat man wahrscheinlich Blähungen. Natürlich können Blähungen gleichzeitig mit innerem und äußerem Bauchfett vorliegen, genau wie alle anderen Faktoren, die den Bauch dicker machen können.

Auch Verstopfung kann der Laie selbst feststellen. Wenn der Stuhlgang oft schwer fällt und der Kot sehr hart ist, dann hat man Verstopfung. Die Verstopfung kann sehr unterschiedlich stark ausgeprägt sein.

Eine ärztliche Untersuchung ist jedoch erforderlich, wenn der Bauch mysteriös ist.

Dies ist beispielsweise dann der Fall, wenn der restliche Körper schlank bis dünn ist und nur der Bauch vorgewölbt wie ein Medizinball.

Auch wenn man immer wieder Beschwerden im Bauch hat, ist eine gründliche ärztliche Untersuchung notwendig.

Der Arzt kann den Bauch fachkundig abtasten und eine Ultraschalluntersuchung durchführen.

Außerdem kann er das Blut untersuchen lassen, um genauere Informationen über den Zustand des Bauches zu erhalten. Über Blutwerte und ihre Bedeutung in Hinblick auf den Bauch gibt es weiter hinten ein extra Kapitel: siehe ab Seite 73

Wenn der Arzt eine schwer zu erkennende Erkrankung vermutet, können auch eine Computer-Tomographie und andere Spezial-Untersuchungen durchgeführt werden.

Auch wenn klar ist, dass der Bauch vorwiegend aus Fettgewebe besteht, kann ein gründlicher Gesundheits-Check beim Arzt sinnvoll sein. Dieser Check kann herausfinden, wie dringend es ist, den Bauch zu verkleinern und ob man fit genug ist, um Sport zu treiben.

Bauch bei Männern

Die Neigung zum Bauch und seine Ausprägung ist bei Männern und Frauen unterschiedlich ausgeprägt.

Wenn Männer zunehmen, dann wird meisten in erster Linie ihr Bauch dicker.

Sie bauen zwar auch Unterhautfettgewebe auf, aber der dicke Bauch steht an erster Stelle. Beim Bauch ist es vor allem das gefürchtete innere Bauchfett, das wächst.

So kommt es, dass man relativ viele Männer sieht, die einen schlanken Körper aber einen dicken Bauch haben. Auch wenn Männer noch weiter zunehmen, steht der Bauch im Zentrum des Geschehens. So entsteht schließlich die berüchtigte Apfelform.

Doch warum nimmt der Mann vorwiegend im Bauchbereich zu?

Auf diese Frage gibt es bislang noch keine abschließende Antwort, aber eine Menge Vermutungen.

Den sinnvollen Grund für den dicken Bauch beim Mann vermutet man in der Steinzeit.

Bauch bei Männern

Um die langen Jagdzüge bis zum nächsten Mammut zu überleben, brauchte der Mann kurzfristig verfügbare Fettspeicher. Diese Fettspeicher mussten nach erfolgreicher Jagd wieder schnell aufgefüllt werden. Dafür ist das Innere des Bauches gut geeignet, weil die Fettspeicher zentral verfügbar sind.

Ausladende Hüften und dicke Beine würden einen jagenden Mann vermutlich bei der Jagd zu Fuß behindern. Das unauffällige Streifen durch das Unterholz wäre etwas eingeschränkt.

Natürlich stört auch ein sehr dicker Bauch beim Jagen, aber die meisten Männer der Urzeit hatten wohl kaum die Gelegenheit sich einen enorm dicken Bauch wachsen zu lassen. Die Nahrungsreserven im Bauch waren eher von kleinem Format.

Die heutigen gigantischen Kugelbäuche sind also eine Entwicklung, die so von der Natur nicht vorgesehen war. In der menschlichen Entwicklung war über Millionen Jahre lang nicht absehbar, dass über mehrere Jahrzehnte hinweg überreichlich Nahrung zur Verfügung steht. Daher ist der Mensch darauf programmiert, immer mehr Fettspeicher anzusammeln. Zumindest gilt das für die meisten Menschen.

Wenn es tatsächlich an den steinzeitlichen Bedürfnissen der Männer liegt, warum sie vor allem am Bauch zunehmen, bleibt die Frage offen, wie diese bauchbetonte Zunahme im Körper gesteuert wird.

Auch auf diese Fragen gibt es zahlreiche Antworten, wenn auch noch keine abschließenden Beweise.

Der Verdacht liegt nahe, dass die Geschlechtshormone dafür sorgen, dass Männer anders zunehmen als Frauen. Die Geschlechtshormone sind es nämlich, die die meisten Unterschiede zwischen Männern und Frauen steuern.

Beim Mann überwiegt das Testosteron im Vergleich zu den weiblichen Hormonen Östrogen und Progesteron. Das ist der Hauptunterschied im Bereich der Hormone.

Möglicherweise ist es also das Testosteron, das dafür sorgt, dass Männer vor allem im Bauch zunehmen.

Doch man hat herausgefunden, dass Männer mit Testosteronmangel eher zu Übergewicht neigen als Männer mit normalem Testosteronspiegel. Testosteron gilt geradezu als Schlankheitshormon für Männer.

Aber ein Mann mit einem niedrigen Testosteronspiegel hat normalerweise immer noch vergleichsweise mehr Testosteron als weibliche Hormone. Er bleibt, hormonell betrachtet, immer noch ein Mann.

Die naheliegende Theorie wäre also, dass nicht die Neigung zum Fettansatz vom Testosteron gefördert wird, sondern die Tatsache, dass das Fett vor allem im Bauchraum landet.

Ein Mann mit Testosteronmangel nimmt also wegen dieses Mangels eher zu als ein Mann mit normalem Testosteronspiegel. Aber weil er immer noch relativ viel Testosteron im Vergleich zu weiblichen Hormonen hat, nimmt er im Bauch zu.

Bei ausgeprägtem Testosteronmangel oder bei einem besonders hohen Östrogenspiegel nehmen Männer übrigens auch an den Brüsten und auf den Hüften deutlich zu.

Gegen Testosteronmangel hilft bei Männern viel Bewegung und eine ausreichende Versorgung mit Wasser zum Trinken. Diese beiden Faktoren helfen also in doppelter Hinsicht gegen Übergewicht und somit auch gegen den dicken Bauch.

Abnehmen für Männer

Prinzipiell funktioniert das Abnehmen bei Männern und Frauen gleich: Man muss weniger essen als man verbraucht.

Doch um dieses Ziel möglichst effektiv und genussvoll zu erreichen, helfen bei Männern teilweise andere Strategien als bei Frauen.

Leider orientieren sich die meisten Diäten und Abnehmkonzepte an Frauen, sodass Männer häufig Vorgehensweisen versuchen, an denen sie weder Freude haben noch mit denen sie optimal abnehmen. Dadurch wird der Abnehmerfolg oft verhindert oder die betroffenen Männer fallen nach kurzer Zeit wieder in alte Verhaltensmuster zurück und nehmen wieder zu.

Dabei können Männer normalerweise erheblich leichter abnehmen als Frauen. Ihr Vorteil sind die vielen Muskeln, die sie im Vergleich zu den Frauen haben. Muskeln verbrauchen nämlich nicht nur in Bewegung viel Energie sondern auch im Ruhezustand. Daher haben Männer einen höheren Grundumsatz als Frauen. Sie verbrauchen also generell mehr Kalorien.

Wenn Männer ihre eingebaute Stärke für ihr Abnehmprojekt nutzen, fällt ihnen das Abnehmen relativ leicht.

Um die Muskeln zu stärken, eignet sich vor allem Krafttraining. Das kann man in einem Fitnessstudio ausüben oder auch zu Hause mit Hanteln und einer Reihe von Übungen. Je stärker die Muskeln sind, desto mehr nimmt man von selber ab. Auch Ausdauersport ist für Männer gut. Er fördert nicht nur das Herz-Kreislaufsystem, sondern verbraucht auch reichlich Energie. Doch an dem zur Zeit so beliebten Nordic Walking haben nur einige Männer dauerhaft Freude.

Reizvoller sind für viele Männer solche Sportarten, die eine Herausforderung oder einen Wettkampf darstellen. Das kann beispielsweise Lauftraining sein oder Fahrradfahren auf einem sportlichen Rennrad. Auch viele Gruppensportarten sind für Männer häufig mit viel Freude verbunden. Dabei spielt Fußball in Deutschland bestimmt eine ganz herausragende Rolle. Aber auch bei anderen Mannschaftsportarten macht die Bewegung viel Freude. Jedoch sollte man bei Mannschaftssportarten beachten, dass man sich ausgiebig bewegen muss, um das Abnehmen zu unterstützen. Wenn man nach einem Spiel erschöpft und verschwitzt ist, hat man normalerweise genug Bewegung gehabt.

Die Ernährung zum Abnehmen kann beim Mann auch etwas anders zusammengestellt sein als bei einer Frau. Zwar profitiert auch ein Mann von einer fettarmen Salatmahlzeit, aber viele Männer werden unglücklich, wenn sie sich zu oft von Salat ernähren müssen.

Zufriedener sind die meisten Männer, wenn sie als Hauptmahlzeit fettarmes Fleisch essen, beispielsweise Geflügel oder auch ein saftiges Steak. Auf fettes Fleisch sollte man zwar besser verzichten, aber es gibt jede Menge Fleisch, das satt und schlank macht. Das Fleisch muss auch nicht zart gedünstet werden, sondern man kann es genauso gut grillen und kräftig würzen.

Als Ergänzung zu einem guten Stück Fleisch kann man auch als Mann etwas Gemüse oder einen kleinen Salat vertilgen. Von den ergänzenden Pommes frites, Kartoffelsalat oder Nudelsalat lässt man jedoch besser die Finger.

Das Abnehmvorhaben für Männer setzt sich also aus herausforderndem Sport und würzigen, relativ eiweißreichen Mahlzeiten zusammen.

Dann macht das Abnehmen Spaß und man kann diese Umstellung der Lebensweise dauerhaft durchhalten.

Der Bauch wird dann ganz von selber schlanker, denn wenn ein Mann abnimmt, schrumpft sein Bauch meistens zügig.

Bauch bei Frauen

Frauen nehmen normalerweise vor allem im Bereich von Hüften, Po und Beinen zu.

Wenn Frauen einen Bauch bekommen, dann überwiegt meistens das äußere Bauchfett, dass sich mit den Händen fassen lässt. Dieses äußere Bauchfett kann zwar in ästhetischer Hinsicht sehr störend sein, doch es stellt kaum eine Bedrohung für die Gesundheit dar.

Auch hier stellt sich wieder die Frage, warum Frauen eher Unterhautfettgewebe bekommen und weniger inneres Bauchfett.

In erster Linie liegt das wohl daran, dass im Bauch einer Frau Platz für eine Schwangerschaft sein muss. Solange sie im gebärfähigen Alter ist, sollte kein Fett den Platz für ein heranreifendes Baby versperren.

Daher ist es sinnvoll, wenn Frauen ihren Nahrungsspeicher überall woanders sammeln, also unter der Haut.

Doch wie wird es biologisch gesteuert, dass sich bei Frauen das Fett vorwiegend unter der Haut an Hüften, Po und Beinen ansammelt?

Ebenso wie bei den Männern, gibt es auch bei den Frauen keine abschließenden Erkenntnisse, wie der Körper es anstellt, dass sich das Fett nicht so reichlich im Innern des Bauches ansammelt.

Aber auch bei den Frauen könnte man die Wirkung der Geschlechtshormone daraufhin untersuchen, ob sie sich auf die Fettverteilung auswirken.

Die Östrogene sind dafür bekannt, dass sie für die typisch weiblichen Formen sorgen. Sie bewirken also eine Fettverteilung mit Schwerpunkt auf Hüften, Po und Brüsten.

Daher gelten Östrogene bei Manchen sogar als Schlankheitshormone, weil sie das innere Bauchfett nicht fördern. Doch diese Sichtweise scheint in die Irre zu führen, denn wann immer eine Frau einen hohen Östrogenspiegel hat, nehmen die Fettpolster deutlich zu, allerdings nicht im Bauchinnern. Zumindest trifft das auf die meisten Frauen zu.

Wenn ein Mädchen in der Pubertät zur Frau heranreift, werden ihre Formen rundlicher. Noch stärker findet diese Fettvermehrung in der Schwangerschaft statt, wenn der weibliche Körper Nahrungsreserven aufbaut für die kommende Stillzeit.

Ein ähnliches Phänomen beobachten zahlreiche Frauen, wenn sie die Pille nehmen. Die vermehrten Östrogene lassen die Formen schwellen.

Viele Frauen beobachten unter Östrogeneinfluss auch eine deutliche Zunahme des Bauches. Der entsetzte Griff an den üppig gewordenen Rettungsring zeigt jedoch deutlich, dass es sich vor allem um äußeres Bauchfett handelt. Der Bauch, der unter Östrogeneinfluss sprießt, ist also weitgehend ungefährlich, sofern es das äußere Bauchfett betrifft.

Frauen, die einen besonders hohen Östrogenspiegel haben oder einen niedrigen Progesteronspiegel, was eine Östrogendominanz bewirkt, neigen mehr zu üppigen Formen und schwellenden Fettpolstern als Frauen mit einem ausreichend hohen Progesteronspiegel und ausgewogenem Verhältnis zwischen Östrogenen und Progesteron.

Wenn Frauen in die Wechseljahre kommen, verändert sich sowohl ihre hormonelle Situation als auch ihre Körperform.

Viele Frauen jenseits der 40 bekommen einen dicken Bauch, ähnlich wie die Männer. Im Verhältnis zu Hüften, Po und Beinen ist der Bauch dann besonders herausragend.

Weil dieser typische Bauch Frauen in den Wechseljahren betrifft, spricht man auch vom Menopausen-Bauch.

Die hormonelle Umstellung erklärt die Entstehung des Menopausen-Bauches.

Zu Beginn der Wechseljahre geht vor allem der Progesteron-Spiegel zurück, was eine Östrogen-Dominanz zur Folge hat. Daher nehmen viele Frauen in dieser Zeit zu, selbst wenn sie vorher immer problemlos schlank gewesen sind.

Der Testosteron-Spiegel geht bei diesen Frauen jedoch nicht zurück, sondern steigt häufig sogar an. Weil der Testosteronspiegel im Verhältnis zu den weiblichen Hormonen stärker wird, kommt es auch zu einer relativen Testosteron-Dominanz. Diese Testosteron-Dominanz kann neben einer Östrogen-Dominanz vorliegen.

Die betroffenen Frauen merken diese Testosteron-Dominanz unter anderem an den Barthaaren, die ihnen plötzlich wachsen. Zuerst sind es nur wenige, vereinzelte zarte Barthaare, aber im Laufe der Jahre werden es immer mehr, sodass sich die Frau rasieren muss.

Gleichzeitig nimmt bei vielen Frauen das innere Bauchfett zu, der Bauch wird also überproportional dicker als der Rest des Körpers.

Das Wachstum des Bauches geschieht jedoch nur, wenn die Frau überhaupt zunimmt. Das passiert jedoch häufig in den Wechseljahren.

Wenn eine Frau jenseits der 40 ihren Lebenswandel beibehält, also gleich viel isst und sich gleich wenig bewegt, wird sie mit hoher Wahrscheinlichkeit zunehmen.

Frauen, die rechtzeitig mehr Sport treiben und ihre Nahrungsmengen reduzieren, können aber auch in den Wechseljahren schlank bleiben. Dann wird auch ihr inneres Bauchfett nicht zunehmen. Doch die Erhaltung einer schlanken Figur wird für die meisten Frauen in den Wechseljahren zu einer schwierigen Aufgabe, die eine geänderte Lebensweise erfordert.

Mit einem Blick zurück in die Steinzeit ist es nachvollziehbar, dass Frauen nach ihren fruchtbaren Jahren auch im Bauchraum zunehmen. Sobald sie nicht mehr fruchtbar sind, muss kein Platz mehr für eine Schwangerschaft freigehalten werden.

Als ältere Frau ist es entwicklungsgeschichtlich auch sehr sinnvoll, wenn man mit weniger Nahrung auskommt. In Mangelzeiten müssen ältere Menschen nämlich mit den Resten auskommen, weil junge Männer und Mütter die Hauptnahrung brauchen.

Wenn wir als Frau in den Wechseljahren also plötzlich zunehmen, obwohl wir nicht mehr essen als früher, dann sollten wir eigentlich dankbar dafür sein, dass die Natur uns so raffiniert konstruiert hat. Doch diese Dankbarkeit fällt schwer, wenn man seine überflüssigen Fettpolster nicht los wird.

Abnehmen für Frauen

Frauen haben den Vorteil, dass die meisten Abnehmkonzepte auf ihre Bedürfnisse hin konzipiert wurden.

Doch die meisten Abnehmkonzepte und Diäten basieren auf falschen Grundideen.

Daher geraten sehr viele Frauen in einen fatalen Teufelskreis von Diäten und immer wieder zunehmen, wobei sie im Laufe der Jahre immer dicker werden. Diesen Effekt nennt man auch den Jojo-Effekt.

Die Hauptursache für den Jojo-Effekt ist die Tatsache, dass man zu schnell abnehmen will. Wenn man schnell abnimmt, schaltet der Körper in einen Sparmodus für schlechte Zeiten um. So geht das Abnehmen nicht nur langsamer, sondern man nimmt nach der Diät enorm schnell wieder zu und wird meistens dicker als zuvor. In Hinblick auf wiederkehrende Notzeiten ist das auch sehr sinnvoll, denn wenn die Hungersnot vorüber ist, muss man so schnell wie möglich wieder neue Fettspeicher aufbauen, um für die nächste Hungersnot gut vorbereitet zu sein. Die wiederkehrenden Diäten sind die Hungersnöte der modernen Frau.

Ein weiteres Problem heutiger Abnehmstrategien ist der Versuch, den Körper mithilfe eines Tricks zum Abnehmen zu motivieren, beispielsweise nur Ananas essen, weil diese vermeintlich besondere Schlankmach-Enzyme enthalten.

Häufig wird der Trick gar nicht als solcher propagiert, sondern es wird ein einleuchtend klingendes Konzept konstruiert, das erklärt, warum man bei normaler Ernährung zunimmt. Nur mit der Nahrungszusammenstellung nach den Konzepten von Xyz sei ein Abnehmerfolg schnell und dauerhaft zu erzielen.

Mal soll man weitgehend auf Fette verzichten, ein anderes Mal auf Kohlenhydrate. Manchmal soll es auch helfen, Eiweiße und Kohlenhydrate nur getrennt zu verspeisen. Wieder andere setzen verstärkt auf Vollkorn, andere auf Fisch, Rohkost oder Essen zu bestimmten Tageszeiten.

Wenn solche Diäten von Erfolg gekrönt sind, hängt dies meistens damit zusammen, dass unterm Strich deutlich weniger Kalorien gegessen werden als vor der Diät.

Obwohl die Diäten für Frauen entwickelt werden, sollte man sich von den Versprechungen nicht blenden lassen.

Dauerhaft wirksam ist nur eine moderate Reduzierung der täglichen Kalorienaufnahme. Dabei sollte man sowohl Kohlenhydrate als auch Fett reduzieren. Dadurch erhöht sich indirekt der Anteil der Proteine in der Ernährung.

Damit man ausreichend satt wird und genug Vitamine und Mineralstoffe erhält, ist es sinnvoll, wenn man viel Gemüse, Salat und Obst isst.

Reichlich Wasser trinken unterstützt die Ernährung zum Schlankwerden, weil es den Magen kalorienfrei füllt und die Ausscheidung von Abfallstoffen fördert.

Abnehmen und straff bleiben gelingt bei Frauen jenseits der 30 fast nur, wenn auch vermehrte Bewegung im Spiel ist. Bewegung kurbelt den Energieverbrauch an und fördert einen straffen Körper.

Weil Frauen normalerweise weniger Muskeln haben als Männer, verbrauchen sie deutlich weniger Energie. Sie dürfen also weniger essen als Männer, was häufig mit Frustgefühlen verbunden ist.

Damit man auch als Frau mehr essen darf, hilft es enorm, wenn man die Muskeln wachsen lässt. Starke Muskeln verbrauchen nämlich auch im Ruhezustand relativ viel Energie.

Für den gezielten Aufbau der Muskeln können Frauen entweder klassisches Krafttraining machen. Oder sie trainieren ihre Muskeln beim Bauch-Beine-Po-Training, mit dem Thera Band oder ähnlichen Sportarten.

Auch Ausdauertraining ist für Frauen sehr wichtig, um Fett abzubauen, insbesondere am Bauch.

Die meisten Frauen genießen beim Sport jedoch weniger den Wettbewerbsgedanken als ein Miteinander unter Freundinnen.

Daher sind die meisten Frauen mit Freude bei der Sache, wenn sie mit Freundinnen oder einer Gruppe von Gleichgesinnten körperlich aktiv sind.

Gruppenkurse im Fitnessstudio oder in der Volkshochschule basieren auf dieser Vorliebe, auch Nordic-Walking-Gruppen.

Wenn man als Frau lieber alleine und unbeobachtet trainiert, kann man sich auch DVDs zum Mitmachen besorgen oder man trainiert vor dem Fernseher auf einem Heimtrainer.

Für einen dauerhaften Abnehmerfolg und einen schlanken Bauch ist regelmäßige Bewegung genauso wichtig, wie eine dauerhafte Ernährungsumstellung.

Stoffwechselaktivität des Bauchfettes

Einige neuere Beobachtungen zeigen, dass das innere Bauchfett wie ein eigenes Organ arbeitet, das Hormone, Fette und andere Substanzen an das Blut abgibt. Diese Funktionsweise hat zunächst überrascht, weil man Körperfett für eine weitgehend inaktive Substanz hielt.

Bis man die Aktivität des viszeralen Fettes ausreichend gründlich erforscht hat, werden vermutlich noch etliche Jahre vergehen. Erst dann wird man auch die Beteiligung des inneren Bauchfettes an Herz-Kreislauf-Erkrankungen richtig einschätzen können.

Die bisherigen Forschungsergebnisse sind allerdings schon recht interessant und ermöglichen ein besseres Verständnis dafür, warum das innere Bauchfett eine Gefahr für die Gesundheit darstellt.

Ausschüttung von Blutfetten

Die Haupttätigkeit des inneren Bauchfettes ist offenbar die Ausschüttung von Fettbestandteilen an das Blut.

Genau für diese Tätigkeit ist das innere Bauchfett auch vorgesehen, denn es soll ja primär als schneller Energiespeicher dienen.

Wenn man gerade keine Gelegenheit zum Essen hat, sei es, weil man unterwegs auf der Jagd ist oder weil gerade kein Essen zur Verfügung steht, dann gibt es innere Bauchfett seine Fette (Lipide) an das Blut ab.

Von dort aus kann die Energie der Fette dort genutzt werden, wo sie gebraucht wird.

Doch heutzutage gibt es in den Industrieländern kaum je eine mehrtätige Jagd zu Fuß noch einen echten Nahrungsmittel-Engpass.

Wenn das Bauchfett dennoch bestimmungsgemäß seiner Aufgabe nachgeht, gelangt zu viel Fett ins Blut.

Man spricht dann auch von erhöhten Blutfettwerten.

Dabei handelt es sich vor allem um Triglyceride, auch Neutralfette genannt. Das sind Grundbestandteile der verschiedenen Fettarten.

Ein Triglycerid besteht aus einem Molekül Glycerin mit drei Fettsäuren, die daran hängen. Je nachdem, um welche Fettsäuren es sich handelt, ist die Beschaffenheit des Triglycerids unterschiedlich.

Aus den Triglyceriden kann der Körper Energie gewinnen, um sich zu bewegen oder seine Wärme aufrecht zu erhalten.

Der Stoffwechsel ist auch in der Lage, die Fette in Kohlenhydrate umzuwandeln, um den Blutzuckerspiegel aufrecht zu erhalten und das Gehirn zu ernähren. Doch weil diese Umwandlung Energie verbraucht, holt sich der Körper die Kohlenhydrate für den Blutzucker am liebsten direkt aus der Nahrung.

Wenn man sehr viel inneres Bauchfett hat und kein Nahrungsmangel vorliegt, können die Blutfettwerte so stark ansteigen, dass eine Gesundheitsgefahr für den Körper besteht. Zu hohe Blutfettwerte fördern die Entstehung von Arteriosklerose und können so die Gefahr für Herzinfarkt und Schlaganfall erhöhen.

Hormonproduktion

Außer Fetten gibt das innere Bauchfett Hormone an den Körper ab, vor allem Östrogene.

Diese Östrogene werden vom inneren Bauchfett produziert, wodurch dieses Fett zu einer echten Hormondrüse wird. Das innere Bauchfett ist also ein richtiges Organ und nicht nur ein simpler Fettspeicher.

In vernünftigem Maße ist diese Hormonproduktion sehr sinnvoll, denn es entlastet die Eierstöcke der Frau von der Östrogenproduktion.

Das macht sich vor allem in den Wechseljahren bemerkbar. Frauen mit etwas Bauch leiden oft weniger unter Wechseljahrsbeschwerden als extrem schlanke Frauen. Auch die gefürchtete Osteoporose tritt bei Frauen mit leichtem Bauch weniger auf als bei sehr schlanken Frauen.

Dieser Vorteil betrifft jedoch weniger Frauen mit starkem Übergewicht, denn durch die reichlichen Fettpolster schwitzen die betroffenen Frauen besonders viel. Sie bewegen sich meistens auch wenig, sodass es verstärkt zu Osteoporose kommen kann.

Der hormonelle Vorteil durch die Östrogenproduktion im Bauch kommt also durch einen kleinen Bauch, nicht durch einen sehr großen.

Auch Männer brauchen eine gewisse Menge Östrogene. was unter anderem förderlich für eine geschmeidige Haut und volles Haar ist.

Durch die Östrogen-Produktion im Bauch erhalten die Männer das benötigte Östrogen.

Doch zu viel Bauch ist auch bei Männern hormonell ungünstig. Wenn Männer zu viel Östrogene im Körper haben, bekommen sie zusätzlich zum dicken Bauch auch breite Hüften und Beine. Außerdem wachsen ihnen Brüste.

Herstellung von Entzündungsstoffen

Das innere Bauchfett produziert außerdem verschiedene Entzündungsstoffe, insbesondere einen Stoff namens Interleukin-6.

Interleukin-6 spielt bei Entzündungen und Immunreaktionen eine wichtige Rolle.

In normalen Mengen ist dieses Interleukin-6 für die Gesundheit des Menschen wichtig, denn Entzündungen sind notwendig, um Krankheitserreger zu bekämpfen und beschädigtes Gewebe zu erneuern. Entzündungen sind zwar unangenehm und gefährlich, wenn sie überhand nehmen, aber sie sind unverzichtbar für einen gesunden Körper. Ohne das Immunsystem und sein Werkzeug Entzündung wären wir Krankheitserregern hilflos ausgeliefert, Wunden würden nicht abheilen und wir würden zudem an unserem abgestorbenen und beschädigten Zellen zugrunde gehen.

Daher ist auch das Interleukin-6 zunächst sehr nützlich, weil es die Arbeit des Immunsystems unterstützt.

Doch zu viel Interleukin-6 ist ebenso schädlich wie unnötige Entzündungs-Prozesse.

Durch zu viel Interleukin-6 kann sich beispielsweise das Innere der Blutgefäße entzünden. Es kommt zur Arteriosklerose mit Ablagerungen und Verengungen in den Gefäßen.

Die Folge davon können unter anderem Herzinfarkt und Schlaganfall sein.

Wie bei den anderen Produkten des inneren Bauchfettes sind also auch die Entzündungsstoffe in geringen Mengen nützlich und in größeren Mengen schädlich.

Daher ist es so gefährlich, wenn das innere Bauchfett sehr üppig wird.

Aufgaben des inneren Bauchfettes

Die Aufgaben des inneren Bauchfettes liegen quasi auf der Hand, wenn man betrachtet, was das innere Bauchfett tut.

Die wichtigste Aufgabe des Bauchfettes ist die kurzzeitige Speicherung von Nahrungs-Energie.

In früheren Zeiten wären vermutlich viel mehr Menschen verhungert, wenn es das innere Bauchfett nicht geben würde.

Das Viszeralfett nutzt schon kurze Zeiten mit wenig Bewegung oder wenige Tage mit üppiger Nahrungsversorgung, um zu wachsen. So stehen schnell wieder Reserven zur Verfügung, wenn das Essen bald wieder knapp wird.

So hat es Millionen Jahre lang gut funktioniert und den Menschen über die vielen Hungerphasen gerettet.

Dass es ein ganzes Leben lang keine Hungerphase geben könnte, war bei der Entwicklung des menschlichen Körpers nicht abzusehen. Daher hat sich der Körper auf ein Leben mit häufigen Hungerzeiten optimiert. Das innere Bauchfett ist eines der Ergebnisse dieser Optimierungsbemühungen.

Erst seit wenigen Jahrzehnten hat es in den Industrieländern keine Hungersnot mehr gegeben. Für die Entwicklung des menschlichen Körpers ist das eine viel zu kurze Zeit, um sich für ein Leben mit ständiger reichlicher Nahrungsversorgung anzupassen.

Immerhin gibt es einige Menschen, die ganz von selber schlank bleiben, ohne sich beim Essen zurückhalten zu müssen. Einige davon bleiben trotz großer Essensmengen schlank und andere haben von selbst kein Verlangen nach viel Nahrung. Beides verhilft zu einem schlanken Körper.

Die Mehrzahl der Menschen wird jedoch im Laufe ihres Lebens mehr oder weniger dick, wenn sie ihrem Verlangen nach Nahrung folgen.

Dadurch wächst das innere Bauchfett praktisch ohne Grenzen und wird immer mehr und mehr. Es nimmt Dimensionen an, die für das innere Bauchfett nie vorgesehen waren.

Auch das Unterhautfettgewebe wächst bei vielen Menschen immer mehr, doch das innere Bauchfett wirkt sich auf den Stoffwechsel stärker aus.

So wurde infolge des üppigen Nahrungsangebotes aus dem lebensrettenden Energiespeicher der lebensbedrohliche Kugelbauch.

Aufgaben des inneren Bauchfettes

Warum das innere Bauchfett nicht nur als Energiespeicher dient, sondern außerdem Hormone und andere Substanzen produziert, ist bis heute nicht geklärt. Klar ist jedoch, dass das innere Bauchfett ein aktives Stoffwechselorgan ist, das teilweise auch Aufgaben für das Hormonsystem übernimmt.

Diese Produktion von Hormon und auch die der Entzündungsstoffe ist sehr sinnvoll, wenn es in einem gesunden Umfang stattfindet.

Möglicherweise unterstützen die produzierten Östrogene Frauen bei ihrer Fruchtbarkeit. So könnte die Fruchtbarkeit bei ausreichender Nahrungsversorgung gestärkt werden.

Die vermehrten Östrogene könnten auch dabei helfen, dass vermehrt Unterhautfettgewebe angelegt wird. Das hieße, dass gute Bestände an innerem Bauchfett die Bildung der Langzeitspeicher unter der Haut anregen würden. Diese Wirkung würde dann sowohl für Männer als auch für Frauen gelten.

Diese Überlegungen zur Nützlichkeit der vom Bauchfett produzierten Östrogene sind jedoch theoretische Schlussfolgerungen und bisher nicht durch wissenschaftliche Studien untermauert.

Ursachen für den dicken Bauch

Obwohl man schon etliche Hinweise dazu hat, welche Ursachen das innere Bauchfett wachsen lassen, ist man von einer umfassenden Klärung noch relativ weit entfernt.

Neue Erkenntnisse über die Ursachen für den dicken Bauch kann man in einigen Jahren erhoffen.

Zur Zeit bleibt nur die Möglichkeit, das bisherige Wissen zu sammeln und zu nutzen, um übermäßiges Viszeralfett wieder abzubauen.

Prinzipiell gliedert sich die Frage "warum wächst der dicke Bauch?" in mindestens zwei Fragen mit unterschiedlichen Antworten.

Die eine Frage lautet: "Warum **wächst** der Bauch?", mit Betonung auf dem "Wachsen".

Die andere Frage lautet: "Warum wächst ausgerechnet der **Bauch**?", mit Betonung auf dem Bauch.

Die erste Frage ist auf den ersten Blick leicht zu beantworten und es ist die gleiche Antwort, die für die Entstehung des Übergewichtes allgemein gilt: Eine positive Energiebilanz verursacht das Wachstum von Körperfett. Doch bei genauer Betrachtung ist diese Antwort gar nicht so simpel, weshalb im folgenden Kapitel genauer darauf eingegangen wird.

Die Frage danach, warum ausgerechnet das innere Bauchfett wächst und nicht etwa die Hüften, ist noch komplexer zu beantworten. Dazu gibt es eine Reihe von Antworten und ebenso eine Reihe von wahrscheinlichen Ursachen. In der Praxis kommen wohl meistens mehrere Ursachen zusammen, um das Viszeralfett wachsen zu lassen.

Positive Energiebilanz

Eine sogenannte positive Energiebilanz ist die Voraussetzung dafür, dass überhaupt Fettspeicher im Körper wachsen. Ohne Energieüberschuss ist der Körper nicht in der Lage, Fettpolster aufzubauen.

Mit dem Begriff positive Energiebilanz ist gemeint, dass man mehr Energie in Form von Nahrung aufnimmt als man verbraucht.

Das klingt sehr einfach und die meisten Menschen denken dabei ausschließlich an die Nahrungsmenge und die Bewegung.

Doch schon die Beobachtung im Alltag zeigt, dass es so einfach nicht sein kann.

Fast jeder übergewichtige Mensch kennt andere Menschen, die viel mehr essen als er und trotzdem schlank bleiben. Einige dieser schlanken Vielesser bewegen sich viel und erhöhen dadurch den Verbrauch. Doch andere Vielesser bewegen sich kaum und bleiben dennoch schlank.

Der Grundumsatz

Der wichtigste Unterschied liegt beim Grundumsatz.

Der Grundumsatz ist die Energiemenge, die der Körper in absoluter Ruhe braucht, ohne Arbeit und sportliche Bewegung.

Er wird unter anderem durch die Muskelmasse, die Temperatur, das Alter und die Stoffwechselaktivität der inneren Organe bestimmt.

Ein halbwegs kräftiger Mann hat etwa einen Grundumsatz von 2.000 Kilokalorien täglich, bei einer durchschnittlichen Frau liegt er bei ungefähr 1.500 Kilokalorien.

Bei einer Frau, die viele Diäten hinter sich hat, kann der Grundumsatz jedoch auf unter 800 Kilokalorien täglich absinken. Solch eine Frau müsste also 700 Kilokalorien weniger essen als eine durchschnittliche Frau, um ihr Gewicht zu halten.

Zu einem gewissen Teil ist die Höhe des Grundumsatzes wohl angeboren. Doch viel mehr wirkt sich aus, wie der Mensch gelebt hat und wie er aktuell lebt.

Durch sein Verhalten kann man den Grundumsatz also absenken oder erhöhen.

Diäten senken den Grundumsatz ab, weil der Körper durch die Diät lernt, mit weniger Energie auszukommen. Das gilt insbesondere für Crash-Diäten mit extrem reduzierten Kalorienmengen (z.B. unter 1.200 kcal pro Tag) . Mit jeder strengen Diät, die man durchführt, wird der Grundumsatz weiter abgesenkt. Das Abnehmen fällt immer schwerer.

Üppige Fettpolster wirken auch senkend auf den Grundumsatz, weil die Körperform und die Fettschicht isolierend gegen Kälte wirkt. Dieser Isolierungseffekt und die damit verbundene Energieeinsparung kann ganz erheblich sein. Darum schwitzen dicke Menschen auch leichter als dünne Menschen. Der Temperaturfaktor wirkt sich ganz wesentlich auf den Grundumsatz aus, denn der Körper verbraucht 70% bis 80% der Nahrungsenergie, um die Körpertemperatur aufrecht zu erhalten.

Muskeln wirken hingegen steigernd auf den Grundumsatz. Je mehr Muskelmasse man hat, desto mehr Energie wird verbraucht. Man verbraucht mit mehr Muskeln sowohl mehr Energie beim Sport als auch in Ruhe auf dem Sofa oder im Bett liegend. Durch Muskeln aufbauendes Krafttraining kann man seinen Grundumsatz also besonders wirksam erhöhen.

Die vermehrte Muskelmasse ist ein wesentlicher Grund dafür, warum Männer im allgemeinen mehr Energie verbrauchen als Frauen.

Schwindende Muskeln sind ein Hauptgrund, warum Menschen im Laufe der Jahre immer weniger Energie verbrauchen und daher auch leichter dick werden. Schon ab dem Alter von 30 Jahren beginnt der natürliche Muskelabbau. Pro Jahr nimmt man im Schnitt ein Prozent ab. Durch aktives Muskeltraining kann man diesen Muskelabbau jedoch verlangsamen oder sogar umkehren.

Der sinkende Grundumsatz im Alter hängt aber vermutlich zusätzlich damit zusammen, dass der Körper im Laufe der Jahre lernt, die Nahrung immer besser zu verwerten und sparsamer mit der Energie zu haushalten. Das ist für schlechte Zeiten sehr nützlich, sorgt in guten Zeiten jedoch für Übergewicht bei älteren Menschen. Jenseits der 40 muss man berücksichtigen, dass man weniger Nahrung braucht. Wenn man weiterhin genau so viel isst wie mit 20, wird man wahrscheinlich nach und nach immer dicker werden.

Zur Ermittlung des Grundumsatzes gibt es zahlreiche Formeln, die mehr oder weniger kompliziert mehrere Faktoren, wie beispielsweise Gewicht, Größe und Alter miteinander verrechnen. Doch der tatsächliche individuelle Grundumsatz kann mit diesen Formeln nicht berechnet werden.

Genauer kann man den persönlichen Grundumsatz mithilfe der Kalorimetrie ermitteln. Aber das ist ein aufwendiges und teures Verfahren und wird daher im Alltag nicht eingesetzt.

Im normalen Leben kann man darum gar nicht so einfach erfahren, wie hoch der eigene Grundumsatz ist.

So bleibt nur die praktische Erfahrung. Wenn man zunimmt, obwohl man wenig isst und sich regelmäßig bewegt, dann ist wahrscheinlich der Grundumsatz sehr niedrig. Wie man den Grundumsatz erhöhen kann, erfahren Sie ab Seite 100.

Die Schilddrüse

Ein wichtiger Faktor für den Grundumsatz ist die Aktivität der Schilddrüse. Die Schilddrüse produziert Hormone, die den Energieverbrauch ganz entscheidend steuern. Wenn viele Schilddrüsenhormone im Körper zirkulieren, ist der Stoffwechsel sehr aktiv und der Körper verbraucht jede Menge Energie.

Das Gegenteil ist der Fall, wenn zu wenig Schilddrüsenhormone produziert werden. Dann ist die Stoffwechselaktivität herabgesetzt und der Körper verbraucht nur wenig Energie.

So wundert es nicht, dass Menschen mit einer Schilddrüsenüberfunktion meistens sehr schlank bis mager sind und Menschen mit einer Schilddrüsenunterfunktion zu Übergewicht neigen. Viele der Menschen mit Schilddrüsenunterfunktion leiden unter ganz erheblichem Übergewicht.

Dabei ist eine Schilddrüsenunterfunktion nicht einmal sehr selten. Etwa ein Drittel aller Frauen über 40 hat eine mehr oder weniger stark ausgeprägte Unterfunktion der Schilddrüse. Daher lohnt es sich, die Schilddrüsenwerte überprüfen zu lassen, wenn man sich als Frau in den besten Jahren fragt, warum man plötzlich so stark zunimmt.

Eine Schilddrüsenüberfunktion ist jedoch genau so wenig wünschenswert wie eine Unterfunktion. Man wird zwar meistens gertenschlank, wenn die Schilddrüse zu aktiv ist, aber die meisten der Betroffenen haben einen stark erhöhten Blutdruck. Dadurch besteht bei Ihnen erhöhte Gefahr für Schlaganfälle und Herzinfarkt. Oft leiden sie auch unter quälendem Herzrasen und ständiger Unruhe.

Am besten ist es daher, wenn die Schilddrüse ausgewogen funktioniert und genau das richtige Maß an Schilddrüsenhormonen produziert.

Effektive Verwertung der Nahrungskalorien

Wenn schon der Kalorienverbrauch so komplex ist, könnte man meinen, dass wenigstens die Kalorienzufuhr durch Essen eine klare und eindeutige Sache ist. Doch mitnichten!

Je nachdem, welcher Mensch isst, hat eine Nahrung unterschiedlich viele Kalorien.

Die üblichen Kalorientabellen sind also nur ungefähre Richtwerte. In Wahrheit schwanken die Kalorienwerte von Mensch zu Mensch. Auch bei ein und demselben Menschen können die Kalorienwerte je Nahrungsmittel schwanken, wenn er beispielsweise seine Ernährung umstellt oder ab- und zunimmt.

Wenn man ein Nahrungsmittel regelmäßig zu sich nimmt, lernt der Körper, es immer besser zu verwerten. Der Kaloriengehalt für den Körper nimmt also nach und nach zu. Wie stark diese Kalorienzunahme ist, ist von Mensch zu Mensch und von Nahrungsmittel zu Nahrungsmittel verschieden. Daher kann man hierzu keine allgemeingültigen Werte angeben.

Aus der Kalorienzunahme durch Gewöhnung kann man folgern, dass es für die schlanke Figur hilfreich ist, sich abwechslungsreich zu ernähren. Der Körper gewöhnt sich dann nicht zu sehr an gleichbleibende Nahrung.

Trotz der Kalorienzunahme durch Gewöhnung bleibt die Größenordnung des Kaloriengehaltes einzelner Nahrungsmittel jedoch in etwa gleich. Schokolade oder Kartoffelchips bleiben kalorienreich und Salatblätter bleiben kalorienarm.

Kalorienreiche Ballaststoffe

Erstaunlich ist jedoch die Tatsache, dass Ballaststoffe von einigen Menschen wie kalorienreiche Kohlenhydrate verwertet werden können.

Allgemein gelten Ballaststoffe als besonders gesund und förderlich für die schlanke Linie.

Das gilt jedoch nicht für alle Menschen.

Manche Menschen können Ballaststoffe so verdauen und verwerten, als wären es nahrhafte Kohlenhydrate.

Diese Fähigkeit ist in Notzeiten sehr wertvoll, denn man kann dann im wahrsten Sinne des Wortes ins Gras beißen und erhält dadurch Nahrungsenergie.

In üppigen Zeiten ist diese Fähigkeit jedoch sehr unpraktisch, denn wenn man sich der schlanken Linie zuliebe besonders ballaststoffreich ernährt, nimmt man trotzdem unerwartet zu.

Die Umwandlung der Ballaststoffe in Kohlenhydrate verläuft zudem meistens mit Blähungen und Bauchschmerzen. Die Fähigkeit, Ballaststoffe als Nahrung zu verwerten, hat in guten Zeiten also mehrere Nachteile.

Wenn man feststellt, dass man nach dem Verzehr von Vollkornprodukten und anderen ballaststoffreichen Nahrungsmitteln zu Bauchschmerzen neigt, liegt der Verdacht nahe, dass man ein Ballaststoffverwerter ist. Wenn man außerdem zunimmt, obwohl man kalorienarm und ballaststoffreich ist, wird dieser Verdacht erhärtet.

In diesem Fall ist es sinnvoll, die allgemeinen Empfehlungen für eine ballaststoffreiche Ernährung in den Wind zu schlagen und sich so zu ernähren, wie es einem am besten bekommt.

Abnehmen gelingt in diesem Fall durch eine reduzierte Nahrungsmenge und nicht durch den Umstieg auf Vollkornprodukte.

Ernährungsfehler

Manche Ernährungsexperten sind der Überzeugung, dass die Auswahl der Nahrungsmittel darüber bestimmt, ob sich inneres Bauchfett bildet oder nicht.

Dabei stehen vor allem Süßigkeiten und andere Snacks im Verdacht. Es geht dabei konkret um schnell verdauliche Kohlenhydrate mit hohem glykämischen Index und um fettreiche Nahrungsmittel. Das sind beispielsweise Schokolade, Gebäck, Kartoffelchips, Softdrinks und dergleichen.

Genauere Erklärungen dafür, warum diese Nahrungsmittel ausgerechnet das innere Bauchfett wachsen lassen, und nicht das Unterhautfettgewebe, bleiben die Experten jedoch bislang schuldig.

Man kann jedoch eigene Überlegungen dazu anstellen.

Das Typische für die verdächtigten Nahrungsmittel ist nicht nur, dass sie besonders kalorienreich sind, sondern dass sie meistens als Extra zusätzlich zur normalen Ernährung gegessen werden.

Es handelt sich also um zusätzliche Kalorien, die zudem schnell für den Körper verfügbar sind.

Da wundert es nicht, wenn der Körper diese Zusatznahrung nutzt, um seine Kurzzeitvorräte im Bauchraum aufzufüllen.

Diese Schlussfolgerung ist jedoch nur bedingt aussagekräftig, denn auch zusätzlich gegessenes Vollkornbrot würde wahrscheinlich vom Körper zunächst in den Kurzzeitspeicher Bauchfett verwandelt werden.

Der Unterschied zwischen kalorienreichen Snacks und beispielsweise Vollkornbrot liegt jedoch in der Sättigungswirkung. Von Cola, Chips und Schokolade kann man sehr große Kalorien-Mengen vertilgen, bevor man sich satt fühlt. Vollkornbrot wirkt deutlich schneller sättigend und liegt in größerer Menge schwer im Magen, weil die Verdauung länger dauert.

Daher ist die Vermutung durchaus nachvollziehbar, dass kalorienreiche Snacks die Entstehung von innerem Bauchfett fördern.

Wer es schafft, weitgehend auf solche Snacks zu verzichten, ist der schlanken Linie einen deutlichen Schritt näher gekommen.

Bewegungsmangel

Auch mangelende Bewegung gilt als Ursache für zu viel inneres Bauchfett.

Zu dieser Vermutung gibt es sogar aussagekräftige Studien.

So wurden beispielsweise junge, sportliche Männer zunächst per Computertomographie auf die Menge ihres inneren Bauchfettes hin untersucht. Dann stoppten sie ihre sportlichen Aktivitäten für wenige Wochen. Schon nach kurzer Zeit bildete sich vermehrt Fett im Innern ihres Bauches, was erneute Computer-Tomographien deutlich zeigten.

Man kann also durchaus davon ausgehen, dass Bewegungsmangel das innere Bauchfett wachsen lässt.

So war es ja auch ursprünglich mal vorgesehen, denn wenn der Steinzeit-Mann ein paar Tage Jagdpause hatte, sollten sich neue Nahrungsreserven bilden. So war man schnell für den nächsten Jagdzug bereit.

Auch wenn Bewegungsmangel nachweislich das innere Bauchfett wachsen lässt, führt Bewegungsmangel selbstverständlich auch zum Wachstum des Unterhautfettgewebes, wenn man mehr Nahrung isst als man verbraucht.

Gesundheitliche Probleme durch Bewegungsmangel

Bewegungsmangel fördert nicht nur den dicken Bauch und das Übergewicht, sondern kann sich auch direkt negativ auf die Gesundheit auswirken.

Wer sich wenig bewegt, hat meistens deutlich höhere Blutfettwerte, als wenn er sich mehr bewegen würde.

Sobald man sich mehr bewegt, werden die Blutfettwerte meistens sehr schnell messbar gesenkt. Das geschieht sogar dann, wenn man trotz Bewegung nicht abnimmt.

Erhöhte Blutfettwerte sind an sich keine unangenehme oder schmerzhafte Erkrankung. Sie fördern jedoch die Entstehung von Arteriosklerose und infolgedessen von Herzinfarkt und Schlaganfall.

Man muss sich nicht einmal sehr viel bewegen, um sein Risiko für Herz-Kreislauf-Erkrankungen zu senken. Schon drei Mal 30 Minuten Sport pro Woche reichen aus, um die Gesundheit zu fördern.

Wenn man jedoch hauptsächlich mithilfe von Sport abnehmen will, sollte man sich erheblich mehr bewegen, vor allem, wenn man die 40 bereits überschritten hat.

Schlaffe Bauchmuskeln

Wer an Sport gegen den dicken Bauch denkt, dem fallen meistens zuerst anstrengende Bauchmuskel-Übungen wie Crunches oder Situps ein.

Aber inwieweit hängen Bauchmuskeln und die Dicke des Bauches überhaupt zusammen?

Eines ist wohl klar: Bauchmuskel-Übungen helfen nicht gezielt gegen das äußere Bauchfett, wie sich viele erhoffen.

Zahlreiche Untersuchungen haben ganz deutlich gezeigt, dass man durch Training bestimmter Körperpartien keinen gezielten Fettabbau bewirken kann. Das Fett wird immer dort abgebaut, wo es der Körper gerade will. Im Allgemeinen wird zuerst das innere Bauchfett abgebaut und dann relativ gleichmäßig das Unterhaut-Fettgewebe. Manche Stellen, wie beispielsweise Reiterhosen an den Oberschenkeln und bei manchen Menschen auch das äußere Bauchfett sind besonders hartnäckig und widersetzen sich dem Abbau.

Starke Bauchmuskeln können jedoch zu einem schlankeren Rumpf verhelfen und somit auch zu einem schlankeren Bauch.

Innere und äußere Bauchmuskeln halten nämlich den Körper zusammen. Je stärker sie sind, desto besser kann ihnen das gelingen. Der Inhalt des Bauches wölbt sich weniger nach außen, wenn die Bauchmuskeln stark sind.

Durch starke Bauchmuskeln wird das Erscheinungsbild des Körpers also deutlich schlanker als bei schwachen Bauchmuskeln.

Da vor allem die inneren Bauchmuskeln meistens auch mit gut ausgebildeten Rückenmuskeln einhergehen, können Rückenschmerzen verhindert werden.

Weiterhin stellt sich die Frage, ob starke Bauchmuskeln durch das Zusammenhalten des Rumpfes möglicherweise verhindern, dass sich zu viel inneres Bauchfett bildet. Die Idee liegt nahe, weil man sich vorstellen könnte, dass sich nicht so viel Fett im Bauchinnern bildet, wenn dort kein Platz verfügbar ist. Doch meines Wissens gibt es zu dieser Frage bislang keine wissenschaftlichen Untersuchungen.

Dennoch lohnt es sich, die Bauchmuskeln zu trainieren, weil sich dadurch ein schlankerer Gesamteindruck und weniger Rückenschmerzen ergeben (siehe Seite 110).

Stress - Cortisol

Dauerhafter Stress ist eine der Hauptursachen für die Entstehung von zu viel innerem Bauchfett.

Bei akutem Stress werden die bekannten Stresshormone Adrenalin und Noradrenalin ausgeschüttet.

Etwa eine halbe Stunde nach jeder Stress-Situation wird das Hormon Cortisol ausgeschüttet, um die Folgen des akuten Stresses wieder auszugleichen.

Oft kann man es regelrecht fühlen, wie sich das Cortisol auf den Körper auswirkt.

Nachdem man sich in einer akuten Stresssituation zunächst aufgeregt und extrem lebendig gefühlt hat, bleibt nach einer Weile ein Gefühl von verknotetem Magen und Denkblockade zurück. Man kann keinen klaren Gedanken fassen und im Bauchraum fühlt es sich an, als würde sich ein kleines Ungeheuer austoben.

Besonders ungünstig ist diese Reaktion, wenn man in einer Prüfungssituation steckt oder ein anderes wichtiges Gespräch führen muss.

Zuerst ist man aufgeregt, weil die Prüfung oder das Gespräch bevorsteht. Nach einer Weile wird reichlich Cortisol ausgeschüttet. Die Denkprozesse werden blockiert. Man weiß nicht mehr, was man sagen oder schreiben soll. Alles ist wie ausgelöscht. Viele Menschen kennen solche Reaktionen Ihres Körpers und Gehirns.

Doch wozu ist es nütze, wenn das Cortisol den Magen verknotet und die Gedankenprozesse blockiert?

In der Steinzeit mag diese Reaktion durchaus sinnvoll gewesen sein. Direkt nach einer Stresssituation ist der Körper noch nicht in der Lage, neue Nahrung zu verdauen, deshalb wird der Verdauungsapparat gebremst.

Man soll sich als Steinzeitmensch auch nicht viele Gedanken über die Stresssituation machen, sondern möglichst effektiv reagieren. Ausgiebiges Durchdenken einer Situation wäre in Kampfsituationen eher hinderlich.

Aber heutzutage besteht eine Stresssituation kaum je aus einen angreifenden Löwen oder einer Horde Wilder, sondern eher aus einem wütenden Chef oder Kunden, auf die man möglichst schlagfertig reagieren müsste. Es wird also eher ein flexibler Geist als ein kämpfender Körper benötigt. Die Gedankenblockade durch das Cortisol ist in der heutigen Zeit also eher schädlich als nützlich. Doch die Evolution hatte noch nicht genügend Zeit, um die körperlichen Reaktionen auf die heutige Zeit anzupassen.

Das Cortisol hat außer den spürbaren Wirkungen noch mehrere andere Funktionen, die man nicht direkt selber spürt.

Cortisol fördert das Wachstum des inneren Bauchfettes. Doch um diese Wirkungsweise verstehen zu können, muss man zunächst wissen, was das Cortisol für Aufgaben hat und was es im Körper bewirkt.

Wie die anderen Stresshormone wird Cortisol in der Nebenniere gebildet.

Der Blutzuckerspiegel wird durch das Cortisol erhöht, damit der Körper genug Energie zur Verfügung hat, um die Schäden durch die Stress-Situation zu beheben und sich wieder zu erholen.

Außerdem werden Entzündungen und überschießende Immunreaktionen gebremst.

Diese Wirkungen des Cortisols sind also durchaus sinnvoll und nützlich. Gewisse Cortisol-Mengen sind sogar lebensnotwendig.

Bei Autoimmunkrankheiten, nach Transplantationen, bei Allergien und anderen schweren Erkrankungen wird Cortison verabreicht, das ist Cortisol in medikamentöser und leicht abgewandelter Form.

Von Langzeitbehandlungen mit Cortison und von Krankheiten mit chronisch erhöhtem Cortisol-Spiegel (z.B. Tumoren der Nebenniere oder der Hypophyse) sind die typischen Nebenwirkungen dieses Hormons bekannt.

Die bekannteste Nebenwirkung des Cortisols ist die sogenannte Stammfettsucht. Dabei nimmt der Betroffene im Bauchraum stark zu, Arme und

Beine bleiben jedoch schlank. Cortisol bewirkt also eine erhebliche Zunahme des inneren Bauchfettes.

Außerdem kommt es zu einem Vollmondgesicht, Insulinresistenz, Bluthochdruck, Abwehrschwäche, Osteoporose, verringerter Muskelmasse und die Haut wird dünner und empfindlicher.

Zu der Vollausbildung aller Nebenwirkungen kommt es natürlich nicht durch gelegentliche Stresssituationen.

Doch wenn man ständig unter Strom steht, wird auch ständig zu viel Cortisol ausgeschüttet. Das kann dann durchaus zu einem leicht abgeschwächten Bild der Nebenwirkungen führen.

Typische Folgen des Cortisol-Überschusses durch Dauerstress sind:

- Vermehrtes inneres Bauchfett
- Bluthochdruck
- Insulinresistenz
- Abwehrschwäche

Nicht nur ein stressiges Leben voller Hektik kann zu einem erhöhten Cortisol-Spiegel führen, sondern auch viele Sorgen oder Depressionen.

Wenn die Nebenniere über einen längeren Zeitraum hinweg zu viel Cortisol produzieren muss, kann es zu einer Erschöpfung der Nebenniere kommen. Dann liegt ein Cortisol-Mangel vor, der auch gesundheitsschädlich wirkt.

Bei Cortisol-Mangel fühlt man sich schlapp, ist häufig krank und leidet unter einem ganzen Spektrum von verschiedenen Beschwerden.

Cortisol und das innere Bauchfett

Das Hormon Cortisol steht in einer engen Verbindung mit dem inneren Bauchfett.

Das innere Bauchfett ist nämlich in der Lage, besonders viel Cortisol zu speichern. Die Zellen des inneren Bauchfettes haben besonders viele Rezeptoren für Cortisol.

Das Cortisol sammelt sich also im Bauchfett und das Bauchfett wächst dadurch.

Besonders fatal wird diese Wechselwirkung, wenn man sich wegen seines dicken Bauches Stress und Sorgen macht, die ihrerseits die

Cortisol-Ausschüttung fördern, was den Bauch noch mehr anwachsen lässt.

Abhilfe gegen Cortisol-Probleme

Damit man keine Gesundheitsprobleme durch das Cortisol bekommt, gibt es zwei Möglichkeiten.

Die eine Möglichkeit ist die Vermeidung von Dauerstress.

Das klingt zunächst wie die optimale Lösung, ist in der Praxis jedoch oft nicht so einfach umzusetzen. Langfristig sollte man sein Leben so einrichten, dass belastender Stress die Ausnahme ist, doch in der heutigen Welt geht das meistens nicht von heute auf morgen.

Daher bietet sich die zweite Möglichkeit an.

Die körperlichen Reaktionen auf Stress-Situationen waren ursprünglich sehr hilfreich zur Bewältigung dieser Situationen.

Doch da die Welt heute ganz anders beschaffen ist als in der Steinzeit, funktionieren die Stress-Reaktionen nicht mehr so wie früher.

Man kann sich aber darauf besinnen, wie die Stress-Situationen früher beschaffen waren.

Früher entstand Stress, wenn ein wildes Tier oder eine Horde feindlicher Menschen angriff. Die sinnvollen Reaktionen darauf waren Kampf oder Flucht, auch jeden Fall eine Reaktion mit viel Bewegung. Durch die Kampf- oder Flucht-Reaktion wurde das hormonelle Feuerwerk des Körpers sinnvoll abgefackelt, bis man am Schluss erschöpft und zufrieden entspannt war, sobald der Feind in die Flucht geschlagen worden war.

Um diesen Ablauf heute nachzustellen, muss man sich nicht von einem wilden Tiger angreifen lassen.

Es reicht, wenn man sich kurz nach einer Stress-Situation intensiv bewegt.

Nach einem Termin mit dem Chef oder dem Anruf eines wütenden Kunden sollte man also eine intensive Bewegungseinheit einlegen.

Das kann ein kurzer Lauf durch den Park sein, mehrmaliges Treppenhaus-Besteigen oder ein Tanz, Hauptsache man bewegt sich kräftig. Dann kann sich der Körper austoben und die Hormonsituation beruhigt sich wieder.

Anschließend ist man entspannt und zufrieden und kann auch wieder klar denken.

Die Cortisol-Falle wurde erfolgreich ausgetrickst.

Insulinresistenz

Eine Insulinresistenz steht in einer fatalen Wechselwirkung mit dem inneren Bauchfett. Diese Hormonresistenz ist einerseits eine Ursache für inneres Bauchfett und andererseits eine Folge davon. Eine wichtige Rolle bei dieser Wechselwirkung spielt auch das Cortisol.

Um die Wirkungsmechanismen zwischen Bauchfett und Insulinresistenz verstehen zu können, braucht man zunächst Grundwissen über das Stoffwechselhormon Insulin.

Insulin wird von den Inselzellen der Bauchspeicheldrüse hergestellt. Es ist ein lebensnotwendiges Hormon zur Regulierung des Kohlenhydrat-Stoffwechsels. Insulin hat die Aufgabe, nach kohlenhydratreichen Mahlzeiten den Blutzuckerspiegel zu senken. Überschüssige Nahrungsenergie wird mithilfe des Insulins in die Fettzellen geleitet, um als Vorrat zu dienen. Gleichzeitig wird die Fett-Ausschüttung der Fettzellen gebremst, damit sich der Körper die Energie direkt aus dem mit Zucker angereicherten Blut holt.

Beim gesunden, normalgewichtigen Menschen ist das eine sinnvolle Vorgehensweise des Körpers. So wird die frisch zugeführte Nahrung effektiv verwendet und eventuelle Überschüsse werden zügig gespeichert.

Doch bei dieser Funktionsweise des Körpers gibt es keinen sinnvollen Mechanismus, wie man mit ständigen Kohlenhydrat-Überschüssen umgehen kann. Es kommt daher zu Übergewicht und Fettpolstern an unerwünschten Stellen.

Wenn sehr oft zu viele Kohlenhydrate gegessen werden, gewöhnt sich der Körper an viel Insulin und reagiert nicht mehr empfindlich genug auf das Vorhandensein dieses Hormons. Man spricht dann von einer Insulinresistenz. Die Entstehung einer Insulinresistenz wird durch erhöhte Cortisol-Spiegel infolge von Stress gefördert. Cortisol blockiert nämlich die Wirksamkeit des Insulins.

Bei einer Insulinresistenz wird der Blutzuckerspiegel nicht mehr ausreichend gesenkt durch die übliche Menge Insulin. Die Bauchspeicheldrüse wird daher veranlasst, mehr Insulin auszuschütten.

Im Körper zirkuliert dann eine erhöhte Menge Insulin. Diese erhöhte Menge Insulin blockiert in verstärktem Maße die Freigabe des Fettes aus den Fettzellen. Abnehmen fällt also immer schwerer.

Aus einer Insulinresistenz kann sich häufig die Erkrankung Diabetes entwickeln.

Doch wie kommt es nun zu dem Teufelskreis zwischen Insulinresistenz und innerem Bauchfett?

Der hohe Insulinspiegel fördert insbesondere das Wachstum des inneren Bauchfettes. In dem inneren Bauchfett kann besonders viel Cortisol gelagert werden, das seinerseits die Wirkung des Insulins noch weiter blockiert.

Insulinresistenz und inneres Bauchfett schaukeln sich also mithilfe des Cortisols immer weiter auf.

Anders als von zahlreichen Schlankheitsaposteln in den letzten Jahren behauptet wird, betrifft die Insulinresistenz nicht fast jeden Träger eines Bäuchleins.

Eine schwedische Studie aus dem Jahr 2005 hat herausgefunden, dass eine Insulinresistenz fast nur bei Menschen auftritt, deren Bauchumfang größer als 100 cm ist. Das gilt sowohl für Männer als auch für Frauen. Der Bauch muss also schon sehr stattlich sein, um auf eine Insulinresistenz hinzudeuten.

Gestörtes Gleichgewicht der Geschlechtshormone

Anscheinend hängt ein dicker Bauch zumindest teilweise mit den Geschlechtshormonen zusammen.

Denn warum neigen Männer stärker zum dicken Bauch als Frauen? Und warum bekommen Frauen in den Wechseljahren einen dicken Bauch, auch wenn sie in früheren Jahren eher breite Hüften und eine schmale Taille hatten?

Die Unterschiede zwischen Männern und Frauen in Hinblick auf den dicken Bauch wurden schon in einem extra Kapitel beschrieben (siehe Seite 39 und 43).

Doch in welcher Weise die Geschlechtshormone eine Rolle beim dicken Bauch spielen, ist bisher nicht abschließend geklärt.

Teilweise gibt es dazu sogar gegensätzliche Ansichten. Diese Widersprüche sind jedoch großteils nur scheinbare Widersprüche. Sie erklären sich unter anderem daraus, dass die Wirkung der Hormone nicht in ihrer vollen Komplexität verstanden wird.

Das betrifft einerseits die Wissenschaftler, die noch lange nicht alle Wirkungsweisen der Hormone entdeckt haben. Das ist auch verständlich, denn die Hormonwirkung auf den Körper ist nicht gerade einfach. Wenn schon die Wissenschaftler bislang nicht die vollständige Wirkungsweise der Hormone einzeln und miteinander verstanden haben, ist es für Laien umso schwieriger, die Hormone und ihre Wirkung zu durchschauen.

Hormon-Dominanz

Hormone wirken im menschlichen Körper nicht geradlinig, sondern in Abhängigkeit zu ihrem gegenseitigen Verhältnis. Das hat unter anderem zur Folge, dass manche Hormone so wirken, als gäbe es zu viel davon, selbst wenn man im Körper eigentlich zu wenig davon findet.

In solchen Fällen spricht man von einer Dominanz eines bestimmten Hormons.

Eine Hormon-Dominanz bedeutet, dass das betreffende Hormon im Verhältnis zu einem anderen Hormon stärker vertreten ist als normal. Das kann selbst dann der Fall sein, wenn das dominante Hormon nur in normaler Menge oder sogar in verringerter Menge vorhanden ist.

Entscheidend ist in diesen Fällen, dass das andere Hormon zu wenig vorkommt.

Testosteron-Dominanz

Eine Testosteron-Dominanz tritt auf, wenn das Hormon Testosteron im Verhältnis zu Östrogenen und/oder Progesteron dominant ist.

Bei Männern liegt natürlicherweise immer eine Art Testosteron-Dominanz vor. Man kann jedoch bei Männern nicht von einer Testosteron-Dominanz sprechen, weil es bei ihnen normal ist, einen hohen Testosteronspiegel zu haben.

Interessant ist das Thema Testosteron-Dominanz daher eher bei Frauen.

Bei Frauen im gebärfähigen Alter ist der Testosteron-Spiegel meistens sehr niedrig. Nur wenige Frauen haben einen erhöhten Testosteron-Spiegel.

Doch mit dem Beginn der Wechseljahre steigt der Testosteron-Spiegel meistens etwas an. Die Testosteron-Werte bleiben normalerweise im niedrigen Bereich, doch sie sind etwas höher als in jüngeren Jahren.

Gleichzeitig sinkt der Progesteron-Spiegel, also eines der wichtigen weiblichen Hormone. Der Östrogenspiegel sinkt erst deutlich später.

Das Verhältnis zwischen leicht angestiegenem Testosteron und gesenktem Progesteron reicht jedoch häufig schon aus, um eine Testosteron-Dominanz zu bewirken.

Bei einer Testosteron-Dominanz wächst der betroffenen Frau meistens ein kleiner Bart. Zunächst sind es nur einzelne Haare, die im Laufe der Jahre immer mehr werden. Manchmal wird auch die Stimme etwas tiefer und das Auftreten dominanter.

Außerdem kann es dazu kommen, dass sich Körperfett vermehrt im Bauchraum ansammelt. Der Bauch wird also dicker im Vergleich zu Schenkeln, Po und anderen typischen Stellen für Unterhaut-Fettgewebe.

Östrogen-Dominanz

Eine Östrogen-Dominanz liegt dann vor, wenn die Progesteron-Produktion verringert ist oder wenn zu viel Östrogen produziert wird. Entscheidend ist nicht die absolute Menge des Östrogens, sondern das Verhältnis zum Progesteron.

Vor allem bei Frauen zu Beginn der Wechseljahre kommt es zur Östrogen-Dominanz. Manche Frauen leiden auch schon in früheren Jahren unter diesem Phänomen.

Bei einer Östrogen-Dominanz kommt es zu zahlreichen Beschwerden, unter anderem Reizbarkeit, geschwollene Brüste, Wassereinlagerungen und Gewichtszunahme.

Die Östrogen-Dominanz verursacht also nicht direkt ein Wachstum des inneren Bauchfettes, aber ein Wachstum des äußeren Bauchfettes und Schwellungen des Bauches durch Wasseransammlungen.

Andersherum kann viel inneres Bauchfett jedoch eine Östrogen-Dominanz bewirken. Das innere Bauchfett produziert nämlich Östrogene.

Auch Männer können eine Östrogen-Dominanz haben. Dies geschieht dann, wenn ihr Testosteronspiegel im Verhältnis zum Östrogen etwas zu niedrig ist. Auch bei Männern wächst dann vermehrt das äußere Bauchfett und es kann zu Wasseransammlungen im Bauch kommen.

Aber auch an Hüften, Po, Beinen und im Brustbereich kann sich vermehrt Fett ansammeln.

Ausführliche Informationen über Östrogen-Dominanz finden Sie auf unserer Webseite mit Buch: www.oestrogen-dominanz.de .

Wechseljahre - Menopausenbauch

In den Wechseljahren kommen bei vielen Frauen mehrere Faktoren zusammen, die einen dicken Bauch begünstigen können.

Durch den Progesteronmangel, der im Allgemeinen schon deutlich vor einem Östrogenmangel auftritt, kommt es sowohl zu einer Östrogen-Dominanz als auch zu einer Testosteron-Dominanz.

Daher kommt es einerseits zu vermehrten Wassereinlagerungen, vor allem im Bauchraum.

Andererseits wird bei vielen Frauen die Neigung zum Zunehmen verstärkt. Bei gleichbleibender Nahrungszufuhr und Bewegung wird mehr Fett gespeichert als in jüngeren Jahren, was wahrscheinlich vor allem an einem sinkenden Grundumsatz liegt.

Infolge dieser Zunahme der Fettpolster wird bei vielen Frauen das äußere Bauchfett dicker, also der sogenannte Rettungsring. Der ist zwar gesundheitlich eher unbedenklich, wird aber häufig als unschön empfunden.

Durch die Testosteron-Dominanz kommt es auch verstärkt zu Fettansammlungen im Innern des Bauches, also zum inneren Bauchfett. Dieses Fett ist auch in gesundheitlicher Hinsicht gefährlich, wie bereits in den vorigen Kapiteln erklärt wurde.

Die Wechseljahre sind also in mehrfacher Hinsicht fördernd für einen dicken Bauch.

Weil ein dicker werdender Bauch deshalb in den Wechseljahren recht häufig ist, spricht man auch vom Menopausenbauch.

Wer jedoch über die Neigung zum dicken Bauch in den Wechseljahren Bescheid weiß, kann ihn durchaus verhindern. Dazu ist es jedoch für die meisten Frauen nötig, weniger zu essen und sich mehr zu bewegen.

Rücken-Verkürzung im Alter

Bei der Ursachen-Analyse für einen dicken Bauch wird bei älteren Menschen häufig die Verkürzung des Rückens übersehen.

Ursachen für den dicken Bauch

Zwar ist es allgemein bekannt, dass Menschen im Alter meistens schrumpfen.

Das liegt vor daran, dass die Bandscheiben zwischen den Wirbeln immer dünner werden. Relativ häufig kommt es auch zu Wirbeleinbrüchen aufgrund von Osteoporose. Dann schieben sich die Wirbelkörper mehr oder weniger ineinander und verlieren an Höhe.

Die Schrumpfung im Laufe der Jahre kann mehrere Zentimeter betragen.

Wenn der Rumpf kürzer wird, steht im Innern des Rumpfes weniger Platz für die Bauchorgane und eventuelles Fett zur Verfügung.

Daher ist es eine natürliche Folge, wenn sich der Bauch etwas nach vorne wölbt.

Es kann also auch ohne eine Gewichtszunahme und ohne Vermehrung des Bauchfettes zu einem dickeren Bauch kommen.

Das sollte man berücksichtigen, wenn man den Bauch bei einem älteren Menschen beurteilen will.

Krankheiten mit dickem Bauch

Außer den zuvor beschriebenen Ursachen für einen dicken Bauch gibt es noch einige richtige Krankheiten, die den Bauchumfang erheblich wachsen lassen.

Diese Krankheiten sind selten und nicht die üblichen Ursachen eines dicken Bauches.

Man sollte aber wissen, dass es sie gibt, wenn der Bauch auf unerklärliche Weise zu stark anwächst.

Bei unerklärlichem Bauchwachstum sollte man einen Arzt aufsuchen und sich gegebenenfalls gründlich untersuchen lassen.

Morbus Cushing

Beim Morbus Cushing ist der Cortisol-Spiegel nicht durch Stress leicht erhöht, sondern durch einen Tumor der Hirnanhangdrüse (= Hypophyse) stark erhöht.

Der Tumor in der Hypophyse lässt zu viel ACTH (Adrenocorticotropes Hormon) produzieren, das ist ein Hormon, das unter anderem die Produktion des Cortisols in der Nebennierenrinde anregt.

Infolgedessen wird erheblich zu viel Cortisol produziert.

Es kommt dadurch zum voll ausgeprägten Cushing-Syndrom mit:

- Stammfettsucht
- Vollmondgesicht
- Gewichtszunahme
- Osteoporose
- Bluthochdruck
- und anderen Symptomen

Auch eine intensive Behandlung mit Kortison, beispielsweise bei Krebs oder Autoimmunkrankheiten kann zu einem Cushing-Syndrom führen.

Sowohl bei Morbus Cushing als auch beim medikamenten-bedingten Cushing-Syndrom ist der dicke Bauch nur ein Symptom von vielen und nicht das Hauptproblem der Gesundheitssituation.

Tumore

In seltenen Fällen können Tumore und Zysten im Bauchraum so groß werden, dass sie von außen als dicker Bauch deutlich sichtbar sind.

Dabei kann es sich beispielsweise um Tumoren der Gebärmutter, Zysten der Eierstöcke oder Tumoren des Verdauungssystems sein.

In Hinblick auf den dicken Bauch spielt es keine Rolle, ob der Tumor gut- oder bösartig ist. In Hinblick auf die Gesundheit aber schon.

Daher sollte man sich im Zweifelsfall ärztlich untersuchen lassen. Ein großer Tumor oder eine große Zyste können schon mithilfe einer einfachen Ultraschalluntersuchung entdeckt werden.

Proteus-Syndrom

Das Proteus-Syndrom ist eine sehr seltene angeborene Erkrankung, bei der unterschiedliche Körperstellen übermäßig wachsen.

Wo das übermäßige Wachstum stattfindet, ist von Fall zu Fall verschieden. Bei vielen der Betroffenen wachsen mehrere Körperstellen. Es kann auch zu Tumor-Wachstum kommen.

Es kann dabei auch zum ausgeprägten Wachstum des Bauches kommen.

In diesen seltenen Fällen wird das Bauchwachstum wohl kaum als normales Anwachsen der Fettpolster missverstanden, es sei denn, es handelt sich um eine abgeschwächte Form des Proteus-Syndrom, die als solche noch nicht erkannt wurde.

Blutwerte

Das innere Bauchfett wirkt sich auf verschiedene Blutwerte aus. Auch einige der Ursachen für den dicken Bauch kann man mithilfe einer Blutuntersuchung herausfinden.

Um das Blut untersuchen zu lassen, geht man am besten zum Arzt.

Bei dieser Gelegenheit kann man sich auch ansonsten gründlich durchchecken lassen, beispielsweise in Hinblick auf den Blutdruck usw.

Die Untersuchung der nachfolgend beschriebenen Blutwerte wird nicht für alle Werte von jeder Krankenkasse anstandslos bezahlt. Bei einigen Werten muss ein bestimmter Krankheitsverdacht gegeben sein, andere muss man je nach Kasse aus eigener Tasche bezahlen.

Um am Bauch abnehmen zu können, muss man nicht unbedingt all diese Blutwerte kennen. Es kann aber hilfreich sein, darüber Bescheid zu wissen, damit man wirkungsvolle Maßnahmen ergreifen kann.

Blutzucker - Glukose

Der Blutzucker-Spiegel ist ein ganz wesentlicher Blutwert in Hinblick auf den Stoffwechsel.

Der Blutzucker steigt nach jeder kohlenhydratreichen Mahlzeit an und wird unter anderem durch Bewegung und mithilfe des Hormons Insulin wieder gesenkt. Der Blutzuckerspiegel ist also keine feste Größe, sondern schwankt je nach Tageszeit und gegessenen Mahlzeiten.

Wenn der Blutzucker auch im Nüchternzustand hoch ist, kann eine Stoffwechselstörung vorliegen, beispielsweise eine Insulinresistenz oder möglicherweise sogar Diabetes.

Wenn der Blutzuckerspiegel sehr niedrig ist, kann eventuell eine reaktive Hypoglykämie vorliegen oder sogar auch eine Diabetes-Erkrankung.

Bei einer Erkrankung des Zuckerstoffwechsels kann es unter anderem zu vermehrtem Bauchwachstum kommen.

Zu viel inneres Bauchfett kann auch eine Zuckerstoffwechsel-Störung verursachen.

Bei Blutzuckerwerten, die von den Normalwerten abweichen, sollte man vom Arzt gründlichere Untersuchungen vornehmen lassen.

Normale Blutzucker-Laborwerte

Nachfolgend die normalen Blutzucker-Blutwerte:

- Nüchtern: 70-109 mg/dl

Blutfettwerte

Die Blutfettwerte werden bei nahezu jeder Blutuntersuchung analysiert.

Das zeigt, dass diese Werte für besonders wichtig gehalten werden. Die Blutfettwerte zeigen an, wie viel Fette im Blut kursieren.

Dabei wird vor allen zwischen den Triglyceriden und dem Cholesterin unterschieden.

Hohe Blutfettwerte werden generell als ungesund betrachtet. Teilweise ist es jedoch auch genetisch bedingt, ob jemand hohe Blutfettwerte hat oder nicht.

Unabhängig von den Genen steigen die Blutfettwerte an, wenn man zu viele Fettpolster hat und wenn man sich zu wenig bewegt.

Die Fettpolster, vor allem das innere Bauchfett, schütten bestimmungsgemäß ihre Fette aus und geben sie ab ins Blut, um den Körper mit Energie zu versorgen. Wenn der Körper aber gar keine Energie aus den Fettpolstern benötigt, weil er schon genug gegessen hat und sich kaum bewegt, dann bleibt zu viel Fett im Blut.

Zu viel Fett im Blut kann die Entstehung von Arteriosklerose fördern, was wiederum zu Bluthochdruck, Herzinfarkt oder Schlaganfall führen kann.

Wenn man zu hohe Blutfettwerte hat, kann man daraus schließen, dass sich ein vorhandener dicker Bauch bereits negativ auf die Gesundheit auswirkt.

Man sollte diese Tatsache als Hinweise verstehen, dass es Zeit wird, den Bauch abzubauen. Durch mehr Bewegung und weniger Essen kann man meistens relativ schnell eine Verbesserung der Blutfettwerte erreichen.

Triglyceride - Neutralfette

Bei Triglyceriden handelt es sich um die normalen Fette und Öle, die in der Nahrung (und im Körper) enthalten sind.

Fette setzen sich aus einem Glycerin-Molekül und drei an dem Glycerin hängenden Fettsäuren zusammen. So setzt sich auch der Name "Triglyceride" zusammen.

Je nachdem, wie die Fettsäuren beschaffen sind, ist das entstehende Fett fest oder flüssig. Es gibt gesättigte Fettsäuren, die als ungesund gelten und ungesättigte Fettsäuren, die als gesund gelten. Der Triglycerid-Wert gibt jedoch keinerlei Auskunft darüber, ob es sich bei den Fetten im Blut um gesättigte oder ungesättigte Fettsäuren handelt.

Ein erhöhter Triglycerid-Wert kann jedoch als Aufforderung des Körpers verstanden werden, sich mehr zu bewegen und weniger zu essen.

Normale Triglycerid-Laborwerte

Nachfolgend die normalen Triglycerid-Blutwerte:

- Blut: < 200 mg/dl

Cholesterin

Das Cholesterin ist eine ganz besondere Art von Fett. Es wird im Körper von der Leber produziert und dient unter anderem dazu, den Gallensaft herzustellen.

Außerdem wird Cholesterin gebraucht, um die Zellmembranen der Körperzellen zu bilden, das Gehirn setzt sich zu erheblichen Teilen aus Cholesterin zusammen und zahlreiche Hormone werden aus Cholesterin gebildet.

Cholesterin ist also eine wichtige Substanz, die sogar lebensnotwendig ist.

Die Höhe des Cholesterin-Spiegels im Blut hängt nicht in erster Linie davon ab, wie viel Cholesterin mit der Nahrung gegessen wird, sondern vor allem, wie viel Cholesterin vom Körper selbst produziert wird.

Ein erhöhter Cholesterinspiegel kann durchaus schädlich für das Herz-Kreislauf-System sein. Aber der Cholesterinspiegel lässt sich kaum dadurch regulieren, wie viel Cholesterin man zu sich nimmt.

Vermehrte Bewegung und Reduktion des inneren Bauchfettes hilft hingegen durchaus gegen einen erhöhten Cholesterinspiegel.

Normale Cholesterin-Laborwerte

Nachfolgend die normalen Cholesterin-Blutwerte:

- Blut: < 200 mg/dl

HDL-Cholesterin

Das HDL-Cholesterin (= High Density Lipoprotein) ist zwar auch eine Art Cholesterin, aber es gilt als gesund.

Das HDL-Cholesterin transportiert das andere Cholesterin vom Gewebe zur Leber. Es trägt also zum Abbau der Cholesterin-Mengen bei.

Daher ist bei der Blutuntersuchung ein möglichst hoher HDL-Cholesterin-Wert erwünscht.

Außer durch Bewegung kann man den HDL-Cholesterin Wert durch Knoblauch in der Nahrung steigern.

Normale HDL-Cholesterin-Laborwerte

Nachfolgend die normalen HDL-Cholesterin-Blutwerte:

- Frauen: > 35 mg/dl
- Männer: > 40 mg/dl

LDL-Cholesterin

Das LDL-Cholesterin gilt als das schlechte Cholesterin.

Diese Cholesterin-Sorte sorgt für den Transport des Cholesterins von der Leber in die Körperzellen, also auch zu den Blutgefäßen. Dort kann sich das Cholesterin ablagern, wenn zu viel davon vorhanden ist. Es kommt zu Arteriosklerose.

Der LDL-Cholesterin-Wert sollte also möglichst niedrig sein.

Normale LDL-Cholesterin-Laborwerte

Nachfolgend die normalen LDL-Cholesterin-Blutwerte:

- Blut: < 160 mg/dl

Hormone

Mehrere Hormone wirken sich auf das Wachstum des Bauches aus. Teilweise hat der Bauch auch eine Wirkung auf die Bildung der Hormone, so dass eine Wechselwirkung besteht.

Insulin

Das Hormon Insulin steht in einer engen Wechselwirkung mit dem inneren Bauchfett, wie bereits ab Seite 65 ausführlich beschrieben wurde.

Obwohl Insulin als wichtiges Stoffwechselhormon in aller Munde ist, wird es nur selten als Blutwert untersucht. Bei den üblichen Blutuntersuchungen ist kein Insulinwert inbegriffen.

Doch wenn der Verdacht auf Insulinresistenz oder gar Diabetes besteht, sollte unbedingt der Insulinwert überprüft werden.

Ein erhöhter Insulinwert, vor allem auf nüchternen Magen, zeigt deutlich, dass der Kohlenhydratstoffwechsel nicht in Ordnung ist. Gegen einen eventuell vorhandenen Bauch sollte man also dringend etwas unternehmen. Dazu gehört neben vermehrter Bewegung eine Ernährung, die arm an schnell verwertbaren Kohlenhydraten wie Zucker oder Weißmehl ist. Auch mit Fruchtzucker sollte man vorsichtig sein.

Normale Insulin-Laborwerte

Nachfolgend die normalen Insulin-Blutwerte:

- Vor dem Frühstück 4 - 24 pU/ml
- Nach dem Essen 20 - 300 pU/ml

Schilddrüsen-Hormone: T3, T4, TSH

Die Hormone der Schilddrüse spielen eine ganz wesentliche Rolle für den Gesamt-Stoffwechsel. Sie steuern unter anderem die Körpertemperatur und den Blutdruck und dadurch auch, wie viel Energie der Körper verbraucht.

Eine Schilddrüsen-Unterfunktion ist nicht so selten, wie die meisten Menschen vermuten. Etwa ein Drittel aller Frauen über 40 leidet unter einer mehr oder weniger stark ausgeprägten Schilddrüsenunterfunktion, die nicht nur schlapp macht, sondern auch das Übergewicht fördert.

Außer einer Über- oder Unterfunktion der Schilddrüse gibt es eine Schilddrüsenhormon-Resistenz, die sich durch einen erhöhten TSH-Wert (Schilddrüsen stimulierendes Hormon) zeigt. Solch eine Schilddrüsenhormon-Resistenz hat ähnliche Auswirkungen wie eine Schilddrüsen-Unterfunktion. Sie wird beispielsweise durch eine Östrogen-Dominanz (siehe Seite 68) ausgelöst. Wie man sieht, stehen die Hormone miteinander in einer engen Wechselwirkung, selbst in Bereichen, in denen man es gar nicht vermutet.

Eine Untersuchung der Schilddrüsen-Hormone gehört zum Standard-Programm der Blutuntersuchungen.

Falls man hier vom Normalen abweichende Werte hat, sollte man sich unbedingt von einem Hormon-Facharzt (Endokrinologe) behandeln lassen. Die korrekte Behandlung von Schilddrüsen-Störungen ist nämlich nicht so einfach und bedarf viel Erfahrung in diesem Fachgebiet.

Normale Schilddrüsen-Laborwerte

Nachfolgend die normalen Schilddrüsen-Hormon-Blutwerte:

- T3 (Trijodthyronin) 2,0 - 4,4 ng/l
- T4 (Thyroxin) 9,3 - 17 ng/l
- TSH 0,27 - 4,2 mIU/l

Cortisol

Die starken Wirkungen des Hormons Cortisol auf das Wachstum des inneren Bauchfettes haben wir schon ab Seite 61 ausführlich beschrieben.

Die Untersuchung der Cortisol-Blutwerte wird jedoch nicht häufig vorgenommen. Möglicherweise muss man diese Untersuchung sogar aus eigener Tasche bezahlen. Der Hinweis auf ausgeprägten Dauerstress könnte jedoch für einige Kassen ein ausreichender Grund sein, diese Untersuchung zu bezahlen.

Normale Cortisol-Laborwerte

Nachfolgend die normalen Cortisol-Blutwerte, die morgens höher sind als abends:

- Morgens (8:00 Uhr) 5 - 25 pg/dl
- Abends (24:00 Uhr) < 5 pg/dl

Östradiol - Östrogene

Der Östrogen-Wert wird von Frauenärzten bei Wechseljahrs-Untersuchungen relativ häufig ermittelt.

Doch der Östrogen-Wert schwankt von Tag zu Tag und in den Wechseljahren teilweise auch von Minute zu Minute. Um einen zuverlässigen Eindruck über den Östrogenspiegel zu erhalten, sollte man also mehrere Untersuchungen durchführen.

Außerdem ist der Östrogen-Wert im Blut nicht unbedingt aussagekräftig über den Östrogen-Spiegel im Gewebe. Dazu ist mitunter ein Speicheltest aussagekräftiger.

Selbst ein niedriger Östrogenwert spricht nicht zwangsläufig gegen eine Östrogen-Dominanz. Wenn der Progesteronwert noch niedriger ist, kann durchaus eine Östrogen-Dominanz vorliegen. Paradoxerweise können sogar Östrogenmangel und Östrogen-Dominanz gleichzeitig vorliegen. Man leidet dann sowohl unter den Beschwerden eines Mangels (z.B. trockene Schleimhäute) als auch unter den Beschwerden einer Dominanz (z.B. Wassereinlagerungen).

Eine Untersuchung der Östrogenwerte ist zwar interessant, aber aus den genannten Gründen nicht immer aussagekräftig genug, um in der Praxis hilfreich zu sein. In den Wechseljahren kann man sich diese Untersuchung im Normalfall eigentlich sparen. Wenn man jedoch bei jüngeren Frauen oder Männern den Verdacht hat, dass die Östrogenwerte nicht in Ordnung sind, macht eine Untersuchung durchaus Sinn.

Normale Östradiol-Laborwerte

Die Blutwerte von Östradiol hängen davon ab, in welcher Zyklus-Phase man sich gerade befindet.

In der zweiten Hälfte der Wechseljahre lässt der Östradiolspiegel naturgemäß nach. Das führt häufig zu zahlreichen Beschwerden.

- Follikelphase (vor dem Eisprung) 12,5 - 166 ng/l
- Ovulationsphase (beim Eisprung) 85,8 - 498 ng/l
- Lutealphase (nach dem Eisprung) 43,8 - 211 ng/l
- Nach den Wechseljahren < 5 - 55 ng/l

Progesteron

Wie die Östrogenwerte schwankt auch der Progesteronwert von Tag zu Tag und in den Wechseljahren noch erheblich kurzfristiger.

Eine mehrmalige Untersuchung ist also notwendig, um ein korrektes Bild der Situation zu erhalten.

In den Wechseljahren ist eine Progesteronuntersuchung meistens überflüssig, weil man davon ausgehen kann, dass die Werte deutlich sinken.

Wenn man jedoch in jüngeren Jahren stark unter PMS leidet oder die Fruchtbarkeit eingeschränkt ist, dann ist eine Progesteronuntersuchung durchaus sinnvoll und notwendig.

Normale Progesteron-Laborwerte

Die Blutwerte von Progesteron hängen davon ab, in welcher Zyklus-Phase man sich gerade befindet.

In den Wechseljahren lässt der Progesteronspiegel naturgemäß nach. Das führt häufig zu zahlreichen Beschwerden.

- Follikelphase (vor dem Eisprung) 0,2 - 1,5 µg/l
- Ovulationsphase (beim Eisprung) 0,8 - 3,0 µg/l
- Lutealphase (nach dem Eisprung) 1,7 - 27,0 µg/l
- Nach den Wechseljahren < 0,8 µg/l

Testosteron

Für die Testosteronwerte gilt im Wesentlichen das Gleiche wie für die Östrogenwerte. Allerdings schwanken die Testosteronwerte nicht im Rahmen des Monatszyklus.

Sinnvoll ist eine Untersuchung der Testosteronwerte, wenn man bei Männern einen Mangel vermutet. Bei Frauen macht eine Testosteronuntersuchung Sinn, wenn es beispielsweise zu ausgeprägtem Bartwuchs kommt.

Normale Testosteron-Laborwerte

Die normalen Testosteron-Blutwerte von Männern und Frauen unterscheiden sich im Allgemeinen deutlich:

- Männer 3,5 - 8,6 ng/l
- Frauen < 0,86 ng/l

Verschiedene Blutwerte

Einige weitere Blutwerte stehen in Verbindung mit Übergewicht oder der Fähigkeit Abzunehmen.

Dabei geht es jedoch nicht speziell um den dicken Bauch, sondern generell um Übergewicht.

Harnsäure

Die Harnsäure ist ein Abfallprodukt des Eiweißstoffwechsels, genauer gesagt der Purine. Diese Purine sind Teil der Zellkerne, die besonders reichlich in Fleischprodukten aber auch in menschlichen Zellen vorhanden sind.

Wenn der Harnsäurespiegel zu hoch ist, kann es zur Gicht mit ihren äußerst schmerzhaften Gichtanfällen kommen.

Erhöhte Harnsäurewerte sind in erster Linie ein angeborenes Problem. Durch eine Ernährung mit viel Fleisch, insbesondere Innereien kann dieses Problem jedoch verstärkt werden.

Problematisch ist auch schnelles Abnehmen, denn beim Abnehmen werden viele menschliche Zellen abgebaut, was auch die Harnsäurewerte ansteigen lässt.

Darum sollte man nicht zu schnell abnehmen, denn schnelle Abnehmerfolge können Gichtanfälle zur Folge haben.

Die Untersuchung der Harnsäurewerte gehört zu den Standard-Blutuntersuchungen und wird daher meistens von den Kassen bezahlt.

Normale Harnsäure-Laborwerte

Nachfolgend die normalen Harnsäure-Blutwerte:

- Frauen: 2,3-6,1 mg/dl
- Männer: 3,6-8,2 mg/dl

Harnstoff

Auch Harnstoff ist ein Abfallprodukt des Eiweißstoffwechsels.

Normalerweise geben die Werte von Harnstoffuntersuchungen vor allem darüber Auskunft, ob die Nieren gut funktionieren.

Doch Abweichungen von den Normalwerten können auch über die Reaktion des Körpers auf einige Ernährungsgewohnheiten Auskunft geben.

Erhöhte Harnstoffwerte können beispielsweise entstehen, wenn man sehr eiweißreiche Kost zu sich nimmt. Aber auch wenn man zu wenig trinkt, steigt der Harnstoffwert an. Ferner können viel Vitamin C, harntreibende Mittel, blutzuckersenkende Mittel und manche Antibiotika den Harnstoffwert erhöhen.

Wenn man sehr wenig Eiweiß isst, können die Werte erniedrigt sein.

Bei von der Norm abweichenden Harnstoffwerten sollte man sich also fragen, ob die Eiweißmenge der Ernährung sinnvoll ist und ob man genug trinkt.

Außerdem sollte natürlich die Niere auf eventuelle Fehlfunktionen untersucht werden.

Normale Harnstoff-Laborwerte

Nachfolgend die normalen Harnstoff-Blutwerte:

- Blut: 17-43 mg/dl
- Urin: 20-35 g/Tag

Hb-Wert

Der Hb-Wert zeigt, wie viel Hämoglobin in den roten Blutkörperchen vorhanden ist. Das Hämoglobin sorgt für die Sauerstoff-Aufnahme der Blutkörperchen und des Körpers.

Wenn man einen zu niedrigen Hb-Wert hat, dann fühlt man sich meistens schwach und kraftlos. An intensiven Sport ist dann nicht zu denken.

Daher ist es für Abnehmen wichtig, einen guten Hb-Wert zu haben. Das erreicht man durch Eisenpräparate, eine eisenreiche Ernährung und Verhinderung von stärkeren Blutungen (z.B. zu starke Menstruation).

Die Untersuchung des Hb-Wertes gehört zur üblichen Untersuchung des Blutbildes. Sie wird beispielsweise dann durchgeführt, wenn eine Blutarmut (Anämie) befürchtet wird. Dann wird die Untersuchung auch von den Krankenkassen bezahlt.

Normale Hb-Laborwerte

Nachfolgend die normalen Hb-Blutwerte:

- Frauen: 12,3 - 15,3 g/dl
- Männer: 14,0 - 17,5 g/dl

Eosinophile Leukozyten

Die eosinophilen Leukozyten sind eine besondere Art der weißen Blutkörperchen. Sie treten bei allergischen Reaktionen vermehrt auf.

Wenn man unter häufigen Blähungen und anderen Darmbeschwerden leidet, könnte eine Nahrungsmittelunverträglichkeit oder gar Allergie die Ursache dafür sein.

Ein erhöhter Wert der eosinophilen Leukozyten wäre ein weiterer Hinweis auf ein allergisches Geschehen. Jedoch bewirkt auch ein Heuschnupfen einen Anstieg der eosinophilen Leukozyten. Um herauszufinden, ob man auf bestimmte Nahrungsmittel allergisch reagiert, sind weitere Untersuchungen notwendig. Ein pauschaler Verzicht auf Milchprodukte ist jedoch nicht sinnvoll, weil das Problem ja auch bei ganz anderen Nahrungsmitteln liegen könnte.

Die eosinophilen Leukozyten werden nicht sehr häufig untersucht. Dazu muss ein sogenanntes Differential-Blutbild angefertigt werden. Ob die Krankenkasse diese Untersuchung bezahlt, hängt vom Einzelfall ab.

Normale Laborwerte für Eosinophile Leukozyten

Nachfolgend die normalen Blutwerte für eosinophile Leukozyten:

- Blut: 1,0 - 4,0 %

Den Bauch wieder loswerden

Nachdem wir in den bisherigen Kapiteln erfahren haben, warum ein dicker Bauch gesundheitsschädlich ist und woher er kommt, geht es in den folgenden Kapiteln darum, wie man den Bauch am besten wieder los wird.

Leider gibt es keinen einfachen Geheimtrick, wie man den Bauch zum Schrumpfen bringen kann.

Aber es gibt jede Menge Maßnahmen, die dabei helfen können, dass der Bauch wieder kleiner wird. Am besten setzt man die Maßnahmen in Kombination um, denn dann erzielt man die besten Ergebnisse.

Zeit lassen beim Bauch abnehmen

Wer unter seinem dicken Bauch leidet, möchte ihn am liebsten in Windeseile wieder loswerden.

Doch je eiliger man es hat, desto geringer ist die Chance, dass der Bauch dauerhaft schrumpft.

Dieses Problem ist erfahrenen Diät-Haltern von allen Crash-Diäten bekannt, die in kürzester Zeit für eine besonders starke Gewichtsabnahme sorgen sollen.

Man nennt das Phänomen auch den Jojo-Effekt, weil das Gewicht nach erfolgreicher Abnahme in kurzer Zeit wieder hochschnellt, meistens sogar höher als vor der Diät.

Doch warum kommt es zu diesem Jojo-Effekt?

Der Jojo-Effekt findet statt, weil der Körper so gut dafür eingerichtet ist, mit Hungersnöten klarzukommen und trotz Nahrungsmangel nicht zu verhungern.

Wenn man dem Körper erheblich weniger Nahrung zuführt als er verbraucht, kommt es nach wenigen Tagen zum Hungerstoffwechsel.

Beim Hungerstoffwechsel wird die Stoffwechselaktivität heruntergefahren, und Muskeln werden abgebaut. Zum Abbau der Fettpolster kommt es eher in geringem Maße. Man verliert also vor allem Muskelmasse. Außerdem werden die inneren Organe in einen Sparmodus versetzt, sodass sie nicht mehr optimal arbeiten.

Der Verlust von Muskelmasse ist beim Abnehmen fatal, denn je weniger Muskeln man hat, desto niedriger ist der Grundumsatz.

Auch die anderen Vorgänge des Hungerstoffwechsels senken den Grundumsatz. Teilweise wird der Grundumsatz ganz erheblich abgesenkt. Werte von deutlich unter 1.000 Kilokalorien pro Tag sind keine Seltenheit, wenn man häufig strenge Diäten durchführt.

Der erniedrigte Grundumsatz bleibt auch nach dem Ende der Diät für geraume Zeit bestehen.

Außerdem drängt das Appetitzentrum auf möglichst große Essmengen, sobald die Diät (= Hungersnot) vorbei ist.

So kommt es dazu, dass man extrem schnell wieder zunimmt.

Durch den abgesenkten Grundumsatz wird man sogar noch schwerer als zuvor.

Wer seinen Bauch ins Gigantische wachsen lassen will, braucht also nur eine besonders strenge Diät durchführen. Dann wird der Bauch nach jedem Diätversuch einige Zentimeter dicker.

Der Hungerstoffwechsel beginnt schon bei etwa 500 Kilokalorien Differenz zwischen Nahrungszufuhr und Verbrauch.

Ohne Sport sind das bei den meisten Frauen alle Werte unter 1.300 Kilokalorien pro Tag und bei Männern Werte unter 1.700 Kilokalorien. Wer viel Sport treibt, sollte sogar noch deutlich mehr essen, um nicht in den Hungerstoffwechsel zu geraten.

Das bedeutet, dass die meisten Diätpläne zum Hungerstoffwechsel führen, insbesondere die Diäten, die eine schnelle Gewichtsabnahme versprechen.

Wenn man nicht weiß, wie viel Kalorien man pro Tag verbraucht, kann man die schädliche Grenze zum Hungerstoffwechsel auch anhand der Abnehmgeschwindigkeit feststellen.

Um ein Kilo Körperfett abzunehmen, muss man 7.000 Kilokalorien einsparen. Wenn man täglich 500 Kilokalorien weniger isst als man verbraucht, dann nimmt man pro Woche 500 Gramm ab. Pro Monat sind das etwa 2 Kilogramm.

Ein gesundes Abnehmtempo sind also maximal 2 kg pro Monat.

Wenn man schneller als 2 kg pro Monat abnimmt, besteht erhöhte Gefahr für den Jojo-Effekt.

Für einen dauerhaften Abnehmerfolg sollte man sich mit dem Abnehmen also Zeit lassen.

Das fällt den meisten Abnehmwilligen zwar schwerer als eine Gewaltkur, aber nur mit der nötigen Geduld hat man dauerhaften Erfolg.

Das bedeutet in der Praxis auch, dass eine vorübergehende Diät keinen Sinn macht, denn nach der Diät wäre alles wieder beim Alten.

Erfolgreich ist nur eine dauerhafte Umstellung der Ernährungs- und Bewegungsvorlieben.

Damit man die neue Lebensweise dauerhaft durchhält, sollte sie zu den persönlichen Vorlieben und den Lebensbedingungen passen.

Voraussetzung negative Energiebilanz

Die Grundvoraussetzung dafür, dass der Bauch weniger wird, ist eine negative Energiebilanz.

Eine negative Energiebilanz ist dann gegeben, wenn man weniger isst als man verbraucht.

Im Kapitel über die positive Energiebilanz, ab Seite 53, wird ausführlich erklärt, dass das Phänomen der Energiebilanz einfacher klingt als es ist.

Der Energieverbrauch hängt nicht nur von der geleisteten Bewegung, sondern von der Muskelmasse, der Schilddrüse, dem Grundumsatz und weiteren Faktoren ab.

Die Energiezufuhr durch Nahrung hängt nicht nur von den Kalorien der Kalorientabellen ab, sondern beispielsweise auch davon, ob man Ballaststoffe als Kohlenhydrate verwerten kann und wie die Darmflora beschaffen ist.

Es kann also durchaus vorkommen, dass zwei Menschen gleich viel Sport treiben, das Gleiche essen und trotzdem nimmt der eine zu und der andere ab.

Man kann zwar den Grundumsatz durch medizinische Untersuchungen herausfinden, aber das ist sehr mühsam und wird im Normalfall nicht durchgeführt.

Letztlich bringt nur der regelmäßige Besuch der Waage oder Messung mit dem Zentimetermaß Klarheit darüber, ob die Energiebilanz positiv oder negativ ist.

Selbst das Körpergewicht, das durch die Waage angezeigt wird, kann noch jede Menge Unklarheiten bergen, denn Muskeln sind schwerer als Fett und wenn man salzig isst, lagert sich mehr Wasser im Körper an.

Obwohl es so schwierig ist, genau herauszufinden, ob man tatsächlich eine negative Energiebilanz erreicht, führt kein Weg daran vorbei.

Man muss die Energiebilanz nicht ausrechnen. Es reicht, wenn man weiß, dass es nötig ist, weniger Kalorien zu essen als zu verbrauchen.

Es ist also nahezu egal, ob man die Nahrungsmittel mischt oder trennt, ob man sie abends oder morgens isst oder auf viele Mahlzeiten verteilt.

Wichtig ist beim Essen nur, dass man nicht zu viel isst.

Natürlich ist es sinnvoll, wenn man möglichst vitaminreich, mineralstoffreich und dergleichen isst. Das dient aber der Gesundheit und nicht dem Abnehmen.

Was man bei der Ernährung beachten sollte, damit der Bauch wieder kleiner wird, wird ab Seite 97 beschrieben.

Beim Energieverbrauch ist es wichtig, dass man den Verbrauch so gut wie möglich ankurbelt.

Das bedeutet unter anderem Bewegung, Muskelaufbau, Schilddrüsenunterfunktion behandeln.

Wie man den Grundumsatz erhöhen kann, wird ab Seite 100 beschrieben.

Stress abbauen

Eine wichtige Maßnahme für einen schlanken Bauch ist die Vermeidung von belastendem Stress. Dadurch kann der Cortisol-Spiegel gesenkt werden.

Das ist leicht gesagt, aber oft genug schwer getan.

Ein stressreiches Leben wird von den Betroffenen häufig als unvermeidbar wahrgenommen. Die heutige Zeit macht es den Menschen auch nicht einfach, entspannt zu leben.

Angst um den Arbeitsplatz, Angst vor erhöhten Heizkosten und Schwierigkeiten in zwischenmenschlichen Beziehungen stellen nur einige Beispiele dafür dar, wodurch Menschen in Mitteleuropa gestresst werden.

Eine Änderung zu einem stressärmeren Leben ist, wenn überhaupt, meistens nur langfristig und in kleinen Schritten zu schaffen. Doch besser nach und nach die Lebenssituation verbessern, als den Stress zu erdulden als wäre man ein handlungsunfähiges Opfer.

Schon die kleinste Änderung der Lebensbedingungen zum Besseren gibt es gutes Gefühl, sein Leben selbst in der Hand zu haben.

Diese Änderung kann damit beginnen, dass man seine Wohnung aufräumt oder ein unnützes Abo kündigt.

Nach und nach wird man feststellen, dass man sein Leben freier gestalten kann, als man anfänglich geglaubt hat.

So lange das Leben, durch äußerliche Faktoren bedingt, stressig ist, hilft es, seinen Umgang mit Stress zu verbessern.

Eine sehr effektive Maßnahme ist Bewegung nach akuten Stresssituationen.

Machen Sie einen flotten Spaziergang nach einem stressigen Gespräch. Oder, falls das nicht möglich ist, gehen Sie im Treppenhaus einige Stockwerke auf und ab oder bewegen Sie sich am Arbeitsplatz am offenen Fenster.

Bewegung hilft nach Stress-Situationen, die ausgeschütteten Hormone wieder abzubauen, darunter auch das Bauchfett-fördernde Cortisol. Die Stresshormone werden schließlich ausgeschüttet, um einen Kampf oder eine Flucht zu ermöglichen. Daher sollte man dem Körper dann auch die Bewegung geben, die mit Kampf oder Flucht verbunden wäre.

Auch Sport zu einer anderen Tageszeit kann helfen, die Folgen des Stresses besser zu bewältigen. Am besten ist es jedoch, wenn man sich direkt nach der Stresssituation intensiv bewegt und außerdem regelmäßig Sport treibt.

Mittelfristig hilft es, wenn man Entspannungstechniken lernt, um insgesamt ruhiger durchs Leben zu gehen.

Dazu eignen sich beispielsweise Autogenes Training, Meditation, Tai Chi, Qigong, Progressive Muskelrelaxation und dergleichen.

Insulin wieder wirken lassen

Die Tatsache, dass inneres Bauchfett und eine Insulinresistenz in engem Zusammenhang stehen, wurde in diesem Buch ja schon mehrfach beschrieben, unter anderem ab Seite 65.

Hier in diesem Kapitel widmen wir uns der Frage, wie man das Insulin wieder richtig wirken lässt, damit das überflüssige Körperfett leichter abgebaut werden kann.

Die wichtigste Maßnahme gegen eine Insulinresistenz ist regelmäßige und ausgiebige Bewegung.

Bestimmt fällt Ihnen auf, dass bei nahezu jeder Maßnahme gegen den dicken Bauch, die Bewegung eine wesentliche Rolle spielt. Das liegt nicht etwa daran, dass ich als Autorin gerne jeden Leser zu vermehrter Bewegung verdonnern möchte. Vielmehr ist der menschliche Körper entwicklungsgeschichtlich dafür konstruiert, dass er sich Tag für Tag viel bewegt. Zu wenig Bewegung entspricht nicht der menschlichen Natur und deshalb hat Bewegungsmangel so viele unerwünschte Folgen.

Durch Bewegung wird die Nahrungsenergie, die im Blut zirkuliert, von den Muskeln verbraucht. Man braucht also kein Insulin, um den Blutzucker-Spiegel wieder zu senken. Außerdem öffnet Bewegung die Fettzellen für die Ausschüttung von Fetten, die dann für die Bewegung zur Verfügung stehen und abgebaut werden können. Der gesamte Energiestoffwechsel funktioniert also wieder besser und infolgedessen kann das von der Bauchspeicheldrüse produzierte Insulin auch wieder besser wirken.

Wer eine Insulinresistenz hat, sollte bei der Ernährung auch auf die Kohlenhydrate achten, die er zu sich nimmt.

Wegen der starken und überschnellen Wirkung auf den Blutzuckerspiegel, sollte man Nahrungsmittel meiden, die einen hohen glykämischen Index haben. Bei Nahrungsmittel mit hohem glykämischen Index oder einer hohen glykämischen Last schnellt der Blutzuckerspiegel schon nach kurzer Zeit stark in die Höhe und fällt auch relativ bald wieder ab, wodurch sich Heißhunger entwickelt. Durch den schnell ansteigenden Blutzucker-Spiegel wird die Bauchspeicheldrüse veranlasst, große Menge Insulin auszuschütten. Nahrungsmittel mit hohem glykämischen Index fördern also die Entstehung und den Fortbestand einer Insulinresistenz.

Folgende Nahrungsmittel sind typische Beispiele für einen hohen glykämischen Index: Weißbrot, Zucker, Softdrinks.

Wenn man hingegen vorwiegend Kohlenhydrate mit niedrigem glykämischen Index isst, dann wird die Insulinausschüttung nicht übermäßig forciert. Das danken die Körperzellen, indem sie wieder besser auf das vorhandene Insulin reagieren.

Ferner ist es auch gegen die Insulinresistenz wichtig, den Stress abzubauen.

Hormonausgleich für Männer

Männer, die aufgrund einer Östrogen-Dominanz oder wegen Testosteron-Mangel zu Übergewicht neigen, sollten ihr Hormonsystem wieder ins Gleichgewicht bringen, um leichter abnehmen zu können.

Dabei ist es normalerweise nicht notwendig, Testosteron als künstliches Hormon künstlich zuzuführen oder Medikamente zur Blockade des Östrogens anzuwenden.

Meistens reichen einfache Maßnahmen, um das Hormonsystem wieder in Schwung zu bringen.

Die wichtigste Maßnahme zur Stärkung der Testosteron-Produktion ist, Sie vermuten es sicher schon, wenn Sie die letzten Kapitel aufmerksam gelesen haben: Bewegung.

Regelmäßige Bewegung kurbelt die Testosteron-Produktion ganz erheblich an. Dabei ist eine Kombination aus Krafttraining und Ausdauersport besonders wirksam.

Hilfreich für die Testosteron-Produktion ist es auch, wenn man ausreichend trinkt.

Dafür eignet sich insbesondere Wasser sehr gut. Ob man Leitungswasser, stilles Flaschenwasser oder Sprudelwasser trinkt, ist dabei völlig unerheblich. Hier kommt es allein auf Ihre persönlichen Vorlieben an. In vielen südlichen Ländern ist jedoch das Leitungswasser nicht zum Trinken geeignet, was man berücksichtigen sollte.

Um einen eventuellen Östrogen-Überschuss zu verringern, sollte man sich bei Bier möglichst zurückhalten. Bier enthält nämlich Hopfen, der seinerseits pflanzliche Östrogene enthält. Daher fördert Bier, noch mehr als andere alkoholische Getränke, die Entstehung von Fettpolstern. Da Bier außerdem durch den Alkohol und die Kohlenhydrate reichlich Kalorien enthält, macht es doppelt Sinn, auf Bier zu verzichten, oder es zumindest zu reduzieren.

Die Östrogen-Produktion wird außerdem verringert, wenn das innere Bauchfett schrumpft. Das innere Bauchfett produziert nämlich Östrogene.

Je kleiner der Bauch wird, desto geringer wird die Östrogen-Produktion also von ganz alleine. Das Abnehmen wird daher nach einer Weile von selber einfacher.

Weitere Informationen über Männer und ihre Hormone finden Sie ab Seite 39.

Hormonausgleich für Frauen

Bei Frauen ist es meistens vor allem ein Progesteronmangel, der die Entstehung des dicken Bauches fördert.

Durch den Progesteron-Mangel kommt es sowohl zu einer Östrogen-Dominanz als auch zu einer Testosteron-Dominanz.

Die Östrogen-Dominanz begünstigt Wassereinlagerungen und die generelle Fett-Zunahme.

Die Testosteron-Dominanz sorgt dafür, dass sich besonders viel Fett im Bauchraum ansammelt.

Beide Dominanzen bekommt man in den Griff, indem man die Progesteron-Produktion stärkt.

Die wichtigste Maßnahme zur Stärkung der Progesteron-Produktion ist Bewegung. Bewegung kurbelt nicht nur die Progesteron-Produktion an, sondern sorgt generell für ein besseres Gleichgewicht der Hormone. Das heißt, egal welches Hormon gerade zu viel oder zu wenig ist, wird die Situation durch Bewegung harmonisiert.

Speziell für Frauen gibt es das sogenannte Hormon-Yoga, bei dem ausgewählte Übungen gelehrt werden, die die Hormonproduktion ins Gleichgewicht bringen. Aber auch alle anderen Sportarten helfen, die hormonelle Situation zu verbessern.

Wie auch bei den Männern beschrieben, hilft ausreichendes Trinken, damit die Hormondrüsen optimal arbeiten.

Relativ wichtig ist auch für Frauen, dass sie den Bierkonsum möglichst einschränken, zumindest, wenn eine Östrogen-Dominanz besteht.

Zur Stärkung der Progesteron-Produktion kann man auch pflanzliche Mittel einsetzen. Besonders die Samen des Mönchspfeffers (Agnus castus) haben sich hierbei bewährt. Mönchspfeffer-Präparate erhält man in Apotheken.

Vielen Frauen hilft auch die Traubensilberkerze (Cimicifuga racemosa), die in zahlreichen pflanzlichen Präparaten enthalten ist. Die Traubensilberkerze wirkt nicht speziell gegen Progesteronmangel, sondern fördert die harmonische Hormonproduktion von allen weiblichen Geschlechtshormonen.

Weitere Informationen über Frauen und ihre Hormone finden Sie ab Seite 43.

Blähungen lindern

Blähungen können erheblich zum Bauchumfang beitragen, wenn sie ausgeprägt sind (siehe Seite 29).

Für einen schlanken Bauch ist es also neben der Fettreduktion sinnvoll, eventuelle Blähungen zu reduzieren.

Wer nicht unter Blähungen leidet, kann dieses Kapitel getrost überspringen.

Zur Vermeidung und Behandlung von Blähungen gibt es zahlreiche Maßnahmen.

Wenn es gelingt, die Blähungen zu verhindern, braucht man sie nicht behandeln, daher stehen die Methoden zur Verhinderung der Blähungen im Vordergrund.

Unter den Nahrungsmitteln gibt es einige, die Blähungen fördern. Daher ist es sinnvoll, diese Nahrungsmittel wegzulassen. Oder, wenn man diese Nahrungsmittel besonders gerne isst, sollte man sich bewusst sein, dass der Bauch davon vorübergehend dicker wird, weil er Luft enthält.

Folgende Nahrungsmittel gelten als blähungsfördern:

- Alle Kohlarten, z.B. Weißkohl
- Hülsenfrüchte, z.B. Bohnen, Erbsen
- Schwarzwurzeln
- Zwiebeln
- Knoblauch

Zwiebeln und Knoblauch spielen eine Sonderrolle, weil sie zwar die Entstehung von Blähungen begünstigen, aber auch die Ausscheidung der Luft aus dem Bauch fördern. Man sollte also beispielsweise Kohl oder Hülsenfrüchte zusammen mit Zwiebeln oder Knoblauch essen, damit sich die Luft nicht schmerzhaft im Bauchraum ansammelt. Allerdings muss man dann mit dem verstärkten Abgehen von Winden rechnen, um die Luft wieder los zu werden.

Bei manchen Menschen wirken auch andere Nahrungsmittel blähungsfördernd:

- Vollkorn - bei Menschen mit Vollkorn-Intoleranz
- Ballaststoffe - bei Ballaststoff-Verwertern (siehe Seite 57)
- Milchprodukte - bei Menschen mit Laktose-Intoleranz

- Früchte und Fruchtzucker - bei Menschen mit Fruchtzucker-Intoleranz

Auch Mineralwasser mit Kohlensäure kann zu Blähungen führen. Wenn man dazu neigt, durch Sprudelwasser Blähungen zu bekommen, kann es helfen, wenn man stattdessen stilles Mineralwasser trinkt.

Ferner kann man auch Blähungen bekommen, wenn man zu hastig isst und dabei Luft verschluckt. Daher sollte man sich Zeit zum Essen nehmen und die Nahrung gründlich kauen, bevor man sie herunter schluckt.

Gegen akute Blähungen hilft beispielsweise eine Wärmflasche.

Außerdem gibt es einige Heilkräuter, die gegen Blähungen helfen. Dazu gehören unter anderem:

- Fenchel
- Anis
- Kümmel

Medikamente mit dem Wirkstoff Simeticon können auch dabei helfen, die Blähungen aufzulösen, wenn sie besonders hartnäckig sind. Simeticon-Präparate gibt es als Tropfen, Kaubonbons oder als Kapseln. Man erhält sie in Apotheken und Drogerien.

Auch mit sanften Massagen kann man Blähungen lindern. Dazu reibt man den Bauch im Uhrzeigersinn (von außen betrachtet) in großen Kreisen rund um den Bauchnabel. In dieser Richtung verläuft auch der Dickdarm. Die Massage hilft dabei, die Luft aus dem Dickdarm in Richtung Ausgang zu befördern.

Verstopfung loswerden

Ebenso wie die Blähungen kann Verstopfung den Bauch anschwellen lassen, ohne dass dies etwas mit Bauchfett zu tun hat (siehe Seite 28).

Dennoch kann es hilfreich sein, die Verstopfung zu beheben, damit der Bauch schlanker wirkt.

Eine gute Verdauung ist auch mit einem angenehmeren Körpergefühl verbunden als hartnäckige Verstopfung.

Damit die Verdauung gut funktioniert, sollte man sich regelmäßig bewegen. Bewegung ist also auch hierbei ein wichtiger Aspekt zur Erzielung eines schlanken Bauches.

Auch ausreichende Trinkmengen sind wichtig, um Verstopfung zu verhindern. Denn wenn man zu wenig trinkt, holt sich der Körper die benötigte Flüssigkeit mit aller Gewalt aus dem Darminhalt, der dadurch unnötig hart wird.

Außer Flüssigkeitsmangel gibt es aber noch weitere Gründe, die zu Verstopfung führen können.

Durch ballaststoffarme Nahrung wird der Darminhalt so stark komprimiert, dass er sich nur noch langsam fortbewegt, sodass er nach und nach immer mehr eingedickt wird.

Dagegen hilft es, wenn man sich ballaststoffreich ernährt, das bedeutet beispielsweise Vollkorn-Produkte, Obst, Gemüse und Salat.

Manche Menschen vertragen Vollkorn nur schlecht, andere haben Probleme mit Obst oder manchen Gemüse-Sorten. Dann muss man bedauerlicherweise die Auswahl an ballaststoffreichen Nahrungsmitteln etwas einschränken. Zum Ausgleich sollte man von den verträglichen Nahrungsmitteln umso mehr essen.

Wichtig ist, dass die Nahrung ein möglichst großes Volumen hat. Wenn der Nahrungsbrei voluminös ist, dann wird er beschleunigt durch den Darm befördert.

Es gibt auch spezielle Nahrungsmittel, die die Verdauung beschleunigen können.

Eine besondere Rolle spielen hierbei Leinsamen und Flohsamen.

Beim Kontakt mit Wasser bilden beide Samenarten reichlich Schleim. Dieser Schleim umhüllt den Nahrungsbrei, sodass er leichter durch den Darm gleiten kann. Doch nicht jeder verträgt Leinsamen und Flohsamen.

Anders wirken hingegen Kleie und andere komprimierte Ballaststoffe. Sie saugen sich einerseits mit Wasser voll und vergrößern dadurch ihr Volumen. Außerdem reizen sie die Darmschleimhaut, sodass der Darm beschleunigt arbeitet. Einige Menschen vertragen die Reizung des Darmes nicht gut und reagieren mit Schmerzen, Krämpfen und Blähungen auf Kleie und konzentrierte Ballaststoffe. In diesem Fall sollte man darauf verzichten.

Es gibt außerdem zahlreiche pflanzliche und chemische Abführmittel, die die Verdauung beschleunigen. Für die dauerhafte Anwendung sind Abführmittel jedoch nicht geeignet, weil sich der Körper daran gewöhnt und die Verdauung dann nur noch mithilfe der Abführmittel möglich ist.

Starke Abführmittel bewirken zudem häufig Durchfall. Dadurch gehen wertvolle Mineralien und Flüssigkeit verloren. Die Gesundheit ist dadurch bedroht. Unter anderem kommt es zu Kraftverlust und Anfälligkeit für Krankheiten.

Daher sollte man Abführmittel nur in seltenen Ausnahmefällen nehmen und dann auch nur in möglichst geringen Dosen.

Wasseransammlungen ausscheiden

Ödeme (= Gewebswasser) können den Bauch anschwellen lassen, sodass er unnötig dick wirkt. Dieses Phänomen wurde schon auf Seite 22 ausführlich beschrieben.

Man kann einiges dafür tun, dass der Bauch weniger durch überflüssiges Wasser im Gewebe aufgetrieben wird.

Dazu sollte man die verschiedenen Ursachen für Wassereinlagerungen behandeln.

Bei Frauen ist ein häufiger Grund für Wassereinlagerungen im Bauch eine Östrogen-Dominanz (siehe Seite 68 und 91). Wenn man die Östrogen-Dominanz erfolgreich behandelt, dann werden auch die Wasseransammlungen im Bauch weniger.

Auch salzreiches Essen kann zu Ödemen führen, unter anderem auch im Bauchraum. Daher sollte man sich beim Salzkonsum mäßigen.

Um die Wasseransammlungen besser ausscheiden zu können, hilft es erstaunlicherweise, viel Wasser zu trinken.

Wasser wirkt wie ein leichtes Diuretikum, also harntreibend.

Man kann sich das so erklären, dass der Körper bei guter Wasserversorgung nicht mehr das Bedürfnis hat, Wasser als Vorrat im Körper einzulagern.

Außerdem gibt es etliche Heilpflanzen mit harntreibender Wirkung.

Man sollte solche Heilpflanzen aber nur in Kombination mit reichlich Flüssigkeit anwenden, denn wenn man die Ausscheidung von Flüssigkeiten zu stark forciert, ohne ausreichend zu trinken, kann es zu verschiedenen Gesundheitsstörungen kommen. Der Körper wird nicht ausreichend mit Flüssigkeit versorgt und auch die Versorgung mit Mineralstoffen kann zu gering sein. Schwächeanfälle, Bluthochdruck, Nierenreizungen und weitere gesundheitliche Probleme können die Folge sein.

Für harntreibende Medikamente gilt das oben gesagte in verstärktem Maße. Auch wenn durch harntreibende Mittel zunächst die angeschwollenen Füße, Beine und Bauch etwas zurückgehen, schadet man seiner Gesundheit eher als dass man ihr nützt. Besser wäre es, die Ursache der Ödeme zu behandeln, in vielen Fällen Übergewicht, Bewegungsmangel und Herzschwäche.

Harntreibende Medikamente sollte man nur dann einnehmen, wenn der Arzt darauf besteht und eine plausible Begründung dafür gibt.

Ernährung gegen den Bauch

Die wichtige Rolle der Ernährung für den Bauch wurde schon in mehreren Kapiteln dieses Buches erwähnt.

Hier in diesem Kapitel geht es zentral um das Thema Ernährung und was man beachten sollte, um einen schlankeren Bauch zu bekommen.

Der wesentlichste Faktor dabei ist, dass man nicht zu viel isst. Welche Nahrungsmittel man isst, ist nur zweitrangig. Auf die Menge beziehungsweise auf deren Kaloriengehalt kommt es an.

Damit das Bauchfett abgebaut werden kann, muss man weniger essen als man verbraucht (siehe ab Seite 86), das heißt, die Energiebilanz muss negativ sein.

Wenn man das schafft, dann macht es durchaus Sinn, sich über die Zusammensetzung der Nahrung Gedanken zu machen.

Denn je nachdem, was man isst, kann man sich das Bauch-Abnehmen etwas erleichtern.

Ernährungsumstellung statt Diät

Viele Menschen mit Bauch oder anderweitigem Übergewicht machen immer wieder strenge Diäten, nur um sich nach der Diät wieder genau so üppig und unvernünftig zu ernähren wie zuvor. Die Folge davon ist, dass jeder Abnehmerfolg nach kürzester Zeit wieder hinfällig ist. Meistens wird man noch deutlich dicker als vor der Diät.

Diäten führen also langfristig zu immer mehr Übergewicht. Daher sollte man keine Diäten durchführen.

Stattdessen ist eine dauerhafte Ernährungsumstellung angesagt.

Doch der Gedanke an eine dauerhafte Umstellung der Ernährung ist für viele Menschen mit Angst und Schrecken verbunden. Sie stellen sich vor, dass sie dann nie mehr ihre Lieblingsspeisen essen dürfen. Doch das ist ein Irrtum.

Bei einer Ernährungsumstellung sollte man auf nichts dauerhaft verzichten müssen, was einem sehr am Herzen liegt. Allerdings sollte man kalorienreiche Nahrungsmittel nicht allzu oft und nicht in unbegrenzt großen Mengen essen. Man muss lernen, die Kalorienbomben nur als seltene Besonderheit zu essen. Das ist natürlich nicht einfach, aber immer noch besser als ganz darauf zu verzichten.

Für die meisten Menschen ist es am einfachsten und am wenigsten schmerzhaft, wenn man die Ernährung nach und nach umstellt. So kann man allmählich neue Gewohnheiten annehmen. Wenn man sich erst einmal an etwas Neues gewöhnt hat, dann ist es auch nicht mit Verzicht verbunden. Man kann auch neue Lieblingsspeisen kennenlernen.

Andere Menschen schaffen die Ernährungsumstellung besser, wenn sie einen radikalen Schnitt machen. Dazu kann ein Aufenthalt in einer anderen Umgebung helfen oder die Teilnahme an einer Gruppe.

Ernährungs-Tipps

Hier einige allgemeine Ernährungs-Tipps. Diese Tipps dienen nicht dazu, sklavisch befolgt zu werden, sondern sind nur Anregungen.

Die meisten dieser Tipps sind Ihnen vermutlich schon geläufig. Das ist auch gut so.

- Lassen Sie die Finger von Diäten.
- Stellen Sie Ihre Ernährung dauerhaft um.
- Ändern Sie Ihre Ernährung nach und nach in kleinen Schritten.
- Berücksichtigen Sie bei Ihrer Ernährungsumstellung Ihre Vorlieben.
- Beginnen Sie den Tag mit einem Frühstück.
- Essen Sie, wenn Sie hungrig sind.
- Essen Sie sich immer satt.
- Hören Sie auf zu essen, wenn Sie satt sind.
- Essen Sie, was Ihnen schmeckt.
- Alle Nahrungsmittel sind erlaubt, von einigen sollte man jedoch nur wenig oder selten essen.
- Nehmen Sie sich Zeit zum Essen.
- Kauen Sie Ihr Essen gründlich, Sie haben dann mehr davon.
- Reduzieren Sie Fette und Kohlenhydrate zugunsten von Proteinen.
- Essen Sie möglichst viel Obst und Gemüse, sofern Sie sie vertragen.
- Essen Sie Vollkornprodukte, sofern Sie sie vertragen.
- Vermeiden Sie weitgehend Softdrinks mit Zucker oder Süßstoffen.
- Auch Obstsäfte enthalten viel Zucker.
- Essen Sie zur Abendmahlzeit viel Proteine und wenig Kohlenhydrate.
- Trinken Sie vor jeder Mahlzeit ein bis zwei Gläser Wasser.
- Trinken Sie Wasser, wenn Sie Appetit ohne körperlichen Hunger haben.

Anti-Bauch Ernährung

Eine Wunderernährung gegen den dicken Bauch gibt es leider nicht. Aber einige Ernährungsregeln können gezielt dabei helfen, dass der Bauch leichter schlank wird.

Blähende Nahrung meiden

Wie schon in anderen Kapiteln beschrieben (siehe Seite 29 und 92), besteht ein dicker Bauch oft teilweise aus Luft, die den Darm aufbläht.

Daher sollte man mit den typischen blähenden Nahrungsmitteln, z.B. Kohl und Hülsenfrüchte zurückhaltend sein. Oder, wenn man nicht darauf verzichten will, berücksichtigt man die blähende Wirkung, wenn man seinen Bauch misst. Bei manchen Menschen wirken auch Vollkornprodukte, Früchte oder Milchprodukte blähend. Auch kohlensäurehaltige Getränke können den Bauch aufblähen.

Wer zu Blähungen neigt, sollte unbedingt in Ruhe essen und die Nahrung gründlich kauen. Beim hastigen Essen gelangt nämlich viel Luft in die Verdauungsorgane.

Für gute Verdauung sorgen

Auch über Verstopfung als Teilursache für einen aufgetriebenen Bauch wurde schon anderen Kapiteln geschrieben (siehe Seite 27 und 93).

Bei der Ernährung sollte man darauf achten, dass man genug trinkt und möglichst volumen- und ballaststoffreiche Nahrung zu sich nimmt.

Das bedeutet: viel Gemüse und Obst essen. Bei Kohlenhydraten bevorzugt Vollkornprodukte verwenden, sofern man sie verträgt.

Vorsicht mit Phytoöstrogenen

Zahlreiche Nahrungsmittel enthalten pflanzliche Hormone, die den Östrogenen ähnlich sind. Einige dieser Phytoöstrogene können eine bestehende Östrogen-Dominanz (siehe Seite 68) verstärken. Daher sollte man mit diesen Phytoöstrogenen zurückhaltend sein und sie nur hin und wieder zu sich nehmen.

Bei der mitteleuropäischen Ernährung sind davon vor allem Bier und Granatäpfel betroffen. Soja, das auch Phytoöstrogene enthält, steht im Ruf, auf das Hormonsystem eher ausgleichend zu wirken. Daher kann es durchaus sein, dass es eher nützt als schadet.

Grundumsatz erhöhen

Damit das Abnehmen leichter fällt, ist es sehr hilfreich, wenn Sie den Grundumsatz erhöhen. Der Grundumsatz ist der Kalorienverbrauch, der auch in völliger Ruhe entsteht (siehe auch Seite 54).

Eine Erhöhung des Grundumsatzes hilft sowohl beim Abbau des Bauchfettes als auch des Unterhautfettgewebes. Der Bauch wird also innen und außen bekämpft und natürlich auch die sonstigen Fettpolster.

Mit einem erhöhten Grundumsatz wirken sich Maßnahmen bei Ernährung und Bewegung doppelt gut aus, weil der tägliche Basis-Kalorienverbrauch erhöht ist.

Um den Grundumsatz zu erhöhen, sollte man an mehreren Stellschrauben drehen. Nur so erhält man einen erfreulich hohen Grundumsatz.

Muskel-Aufbau

Die beste Wirkung kann man durch Muskel-Training erzielen, denn dadurch wachsen die energiehungrigen Muskeln.

Bis zu einem gewissen Grad kann man durch regelmäßiges Training sogar den altersbedingten Muskelschwund ausgleichen. Dadurch kann man auch jenseits der vierzig noch fast genau so viel essen, wie als junger Mensch. Vor allem aber kann man leichter abnehmen.

Damit die Muskeln wachsen, sollte man zwei bis drei Mal wöchentlich Krafttraining betreiben (siehe Seite 116).

Ausreichend essen

Anders als man beim Thema Abnehmen denken mag, muss man genügend essen, um den Grundumsatz zu erhöhen.

Der Grundumsatz verringert sich ja unter anderem, weil man zu wenig isst. Der Körper kommt durch die verringerte Nahrung zu dem Schluss, dass eine Hungersnot herrscht und regelt den Grundumsatz herunter.

Man muss dem Körper also klarmachen, dass keine Hungersnot herrscht, und dass er die Energie unbeschränkt verbrauchen kann.

Das würde natürlich am einfachsten funktionieren, wenn man regelmäßig reichlich isst. Doch das hätte bei übergewichtigen Menschen meistens zur Folge, dass sie noch schneller zunehmen als zuvor. Daher ist viel Essen keine geeignete Lösung.

Dennoch muss der Körper das Signal bekommen, dass er genügend bekommt. Keine ganz einfache Aufgabe, aber lösbar.

Zunächst sollte man unbedingt jeden Tag frühstücken. Denn wenn man morgens etwas isst, interpretiert der Körper das so, dass heute ein guter Tag ist. Daraufhin fährt er den Energieverbrauch hoch. Das Frühstück muss dazu nicht etwa besonders üppig sein, man braucht nicht frühstücken wie ein König. Ein einfacher Imbiss reicht. Das kann ein Stück Obst, ein kleines Müsli oder ein Stück Brot sein, je nach Vorliebe und Hunger. Eine Tasse Kaffee reicht jedoch nicht, es sollte schon etwas Nahrhaftes sein.

Außerdem sollte man an mehreren Tagen in der Woche eher üppig essen, abwechselnd mit Tagen, die eher mager ausfallen. Beispielsweise kann man drei üppige Tage einlegen und dazwischen immer einen oder zwei Schmalspurtage.

An den üppigen Tagen sollte man sich jedoch nicht hemmungslos überessen, sondern eher "normale" Mengen. Wenn man an dem üppigen Tag ausgiebig Ausdauersport treibt, kann man größere Kohlenhydratmengen essen, unabhängig davon reichlich Proteine. Auf viel Fett sollte man jedoch besser verzichten, auch an den üppigen Tagen.

An den mageren Tagen sollte man sich eher kalorienarm ernähren und dabei vor allem Fett und schnell verwertbare Kohlenhydrate reduzieren. Stattdessen kann man jedoch reichlich Proteine, Gemüse und Obst essen.

Durch die üppigen Tage kommt der Körper zu dem Schluss, dass es sich um eine gute Zeit handelt. Der Grundumsatz wird erhöht. Die mageren Tage sorgen dafür, dass man insgesamt nicht zu viel isst und daher auch nicht zu stark zunimmt. Die ein bis zwei mageren Tage am Stück sind nicht so viel Verzicht auf einmal, dass der Körper wieder auf Sparflamme schaltet.

Man sollte die üppigen und mageren Tage jedoch unbedingt abwechseln und nicht zusammenfassen, denn sonst stellt sich der Körper immer wieder auf Notzeit um, wenn zu viel magere Tage auf einmal folgen.

Wenn der Grundumsatz sehr niedrig ist, können die üppigen Tage vorübergehend dafür sorgen, dass man etwas zunimmt. Denn der Körper ist es ja nicht gewöhnt, ausreichend Nahrung zu bekommen. Doch das ändert sich, sobald sich der Grundumsatz erhöht hat.

Damit die Gewichtszunahme während der Umstellung nicht zu stark ausfällt, treibt man in dieser Zeit am besten viel Sport und zwar sowohl Kraftsport als auch Ausdauersport.

Nie wieder strenge Diäten

Weil strenge Diäten einer der Hauptgründe für einen abgesenkten Grundumsatz sind, ist es ganz wichtig, nie wieder eine strenge Diät durchzuführen.

Mit "strenger Diät" sind in dieser Hinsicht Diäten gemeint, bei denen man mehr als 500 kcal pro Tag weniger isst als man verbraucht. Das betrifft fast alle Diäten unter 1.200 kcal/Tag, es sei denn, man liegt den ganzen Tag im Bett.

Mit einer erneuten strengen Diät sendet man dem Körper Signale, dass wieder eine Hungersnot ausgebrochen ist. Daher wird der Stoffwechsel schnell wieder herunter geregelt und der Grundumsatz wird zügig wieder gesenkt. Das findet bei einem Diät-trainierten Körper schneller statt als wenn der Körper noch keine solche "Hungersnot" erlebt hat.

Auch auf Fastenkuren sollte man verzichten. Denn auch der totale Nahrungsentzug bringt den Körper in den sogenannten Hungerstoffwechsel.

Nur einzelne Tage mit sehr wenig oder gar keinem Essen sind erlaubt, denn innerhalb eines Tages schaltet der Körper noch nicht in den Sparmodus um.

Kühlere Umgebungstemperaturen

Die Aufrechterhaltung der Körper-Temperatur verbraucht einen erheblichen Teil der Nahrungsenergie, weshalb die Temperatur für den Grundumsatz eine wesentliche Rolle spielt.

Offizielle Grundumsatz-Messungen gehen von 28°C als Umgebungstemperatur aus. In der Praxis erreicht man in Mitteleuropa solche Temperaturen normalerweise nur durch Bekleidung oder Bettdecken.

Für den Energieverbrauch im Alltag kann man jedoch einiges bewirken, wenn man die Umgebungstemperatur berücksichtigt.

Man kann beispielsweise die Heizung etwas herunter regeln oder dünnere Kleidung anziehen. Dann muss der Körper mehr Energie verbrennen, um sich warm zu halten.

Auch sportliche Betätigung in kühler Luft oder kühlem Wasser hilft beim Energieverbrauch.

Doch sollte man bei all dem gewonnenen Energieverbrauch auch darauf achten, dass man nicht auskühlt.

Beim Sport sollte man nicht auskühlen, weil man sonst Verkrampfungen und Zerrungen riskiert.

Bei der Arbeit am Computer oder mit dem Schreibstift sollte man berücksichtigen, dass man ausreichend warme Hände braucht, um gut schreiben zu können.

Ständiges Frösteln kann auch zu Nacken- und Rückenverkrampfungen führen und sogar die Infektanfälligkeit steigern.

Die Konfrontation mit einer kühleren Umgebung sollte also mit Augenmaß betrieben werden.

Kalte Duschen oder Wechselduschen können beim Abhärten helfen, genau so wie allmähliche Absenkung der Raumtemperatur.

Schilddrüsenschwäche behandeln

Bei relativ vielen Menschen ab dem mittleren Alter trägt eine schwache Schilddrüse zur Entstehung von Übergewicht bei. Vor allem Frauen sind davon oft betroffen (siehe Seite 56 und 77).

Daher ist es sinnvoll, beim Arzt die Schilddrüsenwerte überprüfen zu lassen. Wenn die eigentlichen Schilddrüsenhormone T3 und T4 zu niedrig sind oder der TSH erhöht ist, sollte man einen Facharzt für Endokrinologie (Hormon-Facharzt) aufsuchen und die Schilddrüse behandeln lassen.

Diese Behandlung ist sehr wichtig, denn mit einer schwachen Schilddrüse fällt das Abnehmen unnötig schwer.

Bewegung gegen den Bauch

Wie schon an vielen Stellen in diesem Buch erwähnt, ist regelmäßige Bewegung sehr wichtig, um am Bauch abzunehmen.

Jede Bewegung ist besser als gar keine Bewegung, doch wenn man gezielt im Bauchbereich schlanker werden will, kann man dies durch die Art der Bewegung steuern.

Die Bewegung ist einerseits wichtig, um Energie zu verbrauchen. Andererseits fördert Bewegung auch direkt das Wohlbefinden und die Gesundheit. Durch Bewegung wird Stress und somit auch das unerwünschte Cortisol abgebaut. Auch die Hormonproduktion wird angeregt und ins Gleichgewicht gebracht.

Kalorienverbrauch der Bewegung

Für die Gesundheit ist es schon sehr hilfreich, wenn man 3 Mal in der Woche für eine halbe Stunde Sport treibt. Beispielsweise verbessern sich durch diese Sportmenge häufig schon die Blutfettwerte und der Zustand der Blutgefäße.

Fürs Abnehmen ist das jedoch sehr knapp bemessen, denn in dieser kurzen Zeit werden nicht viele Kalorien verbraucht. Sportmuffel können sich jedoch auf drei Mal eine halbe Stunde beschränken, wenn sie gleichzeitig stark auf ihre Ernährung achten.

Mit mehr Sport, also beispielsweise 5 Mal pro Woche mindestens eine Stunde, kann man jedoch ganz erheblich zu einem schlanken Bauch beitragen. Voraussetzung dafür ist natürlich, dass man die verbrauchten Kalorien nicht durch vermehrtes Essen wieder ausgleicht.

Bewegung verbraucht weniger Kalorien als man normalerweise glaubt.

Der Körper ist schließlich dafür ausgelegt, mit möglichst wenig Nahrungsenergie den ganzen Tag körperlich arbeiten zu können. Früher wäre das Überleben sonst gar nicht möglich gewesen. Doch heutzutage ist dieser sparsame Energieverbrauch des Menschen eher zum Problem geworden, angesichts der Überfülle der Supermärkte.

Entscheidend für den Energieverbrauch bei der Bewegung ist nicht nur die Dauer, sondern auch die Intensität. Wenn man sich an der Grenze seiner Leistungsfähigkeit bewegt und dabei ordentlich schwitzt, dann verbraucht man erheblich mehr Energie als wenn man es gemütlich angehen lässt. Doch für Untrainierte ist es anfangs besser, es mit der

Intensität bei der Bewegung nicht zu übertreiben, sonst ist man viel zu schnell erschöpft und neigt auch eher zu Verletzungen.

Die Intensität der Bewegung sollte daher sowohl zur aktuellen Fitness als auch zur verfügbaren Zeit passen.

Damit Sie den Kalorienverbrauch durch Sport und andere Aktivitäten richtig einschätzen können, ist es sinnvoll, zu wissen, wie viel Kalorien durch die jeweilige Sportart verbraucht werden.

Die niedrigen Werte in der Liste werden erreicht, wenn man die jeweilige Sportart langsam durchführt und die hohen Werte bei intensiver Ausübung.

Alle Kalorienangaben beziehen sich auf eine Stunde Aktivität.

- Laufen (Joggen) 400-1000 kcal
- Zügiges Wandern 400-500 kcal
- Nordic Walking 400-500 kcal
- Gehen 200-400 kcal
- Radfahren 200-400 kcal
- Schwimmen 500-1000 kcal
- Abfahrts-Ski 400-600 kcal
- Ski-Langlauf 500-800 kcal
- Reiten 400-550 kcal
- Gymnastik 400-600 kcal
- Rudern 500-850 kcal
- Tennis 500-850 kcal
- Hula-Hoop 400-850 kcal
- Fußball 400-700 kcal

Bewegung im Alltag

- Autofahren 50-100 kcal
- Hausarbeit 360-500 kcal
- Gartenarbeit 200-500 kcal
- Treppensteigen 400-700 kcal
- Tanzen 500-750 kcal

Hula-Hoop

Besonders gut geeignet, um einen schlanken Bauch zu bekommen, ist Training mit dem Hula-Hoop-Reifen.

Berühmt wurde der Hula-Hoop-Reifen in den 50er Jahren als Scharen von jungen Mädchen damit anmutig die Hüften schwangen.

In den letzten Jahren ist der Hula-Hoop Reifen wieder neu entdeckt worden, einerseits zum Vergnügen und andererseits als effektives Sportgerät für eine gute Figur.

Um den Hula-Hoop-Reifen in der Luft zu halten, muss man Taille und Hüfte schnell und gezielt hin- und her bewegen. Dadurch wird die gesamte Rumpfmuskulatur gestärkt und beweglicher.

Davon wird einerseits der Bauch schlanker. Andererseits wird auch der Hintern knackiger und Rückenschmerzen werden verhindert, weil die Rückenmuskulatur besser arbeiten kann. Es gibt kein besseres Trainingsgerät für Bauch und Taille.

Nebenbei werden auch einige Kalorien verbraucht. Je nach Intensität verbraucht man pro Stunde zwischen 400 und 850 Kilokalorien.

Mit der passenden Musik kann das Hula-Hoop Training zudem zum großen Vergnügen werden. Man fühlt sich sehr lebendig und schwungvoll, und die Bewegung birgt auch einen Hauch Erotik.

Die Bewegung des Reifens rund um den Körper ist wie eine sanfte Massage. Dadurch verbessert sich nicht nur die Beweglichkeit, sondern auch die Verdauung.

Manche Hula-Hoop-Fans sind auch der Überzeugung, dass der wiederholte, sanfte Aufprall des Reifens auf die Fettpolster des Bauches, deren Abschmelzen fördert. Die Idee dahinter ist, dass der Aufprall des Reifens die Fettzellen beschädigt, sodass sie infolgedessen abgebaut werden. Ob das tatsächlich zutrifft, ist bisher unbekannt. Auf jeden Fall fördert die Massage durch den Reifen die Durchblutung, wodurch das gesamte Gewebe straffer wird.

Hula-Hoop für Männer

Normalerweise denkt man bei Hula-Hoop automatisch an Frauen.

Doch auch Männer können vom Hula-Hoop-Training enorm profitieren.

Man muss nur etwas mutig sein, und sich über die Vorstellung hinweg setzen, dass Hula-Hoop eine Frauensache sei.

Auch Männer brauchen starke und bewegliche Bauch- und Rückenmuskeln. Auch Männer profitieren von einem beweglichen Becken.

Reifengröße

Die modernen Reifen für Erwachsene sind größer als die damals üblichen Reifen, denn ein größerer Reifen ist für Erwachsene leichter in der Luft zu halten als kleine Reifen.

Häufig sieht man Reifen, die zwischen 70 und 80 cm im Durchmesser sind. Solche Reifen sind nur für Kinder und zierliche Teenager geeignet, weil man sie extrem schnell drehen muss, damit sie nicht auf den Boden fallen. In schlecht sortierten Sportgeschäften erhält man leider häufig nur diese kleinen Hula-Hoop-Reifen.

Wenn man ausgewachsen ist und zudem mehr oder weniger viel Bauch hat, braucht man mit diesen kleinen Reifen gar nicht erst anzufangen, denn man wird nur frustriert sein, weil der Reifen ständig auf den Boden fällt.

Man sollte sich also unbedingt einen Reifen besorgen, der groß genug ist.

Der Reifen sollte in etwa vom Boden bis zum Bauchnabel reichen. Das sind bei Erwachsenen zwischen 100 und 115 cm.

Der Reifen sollte auch weder zu leicht noch zu schwer sein. Für Anfänger sind Reifen zwischen 500 und 1300 gr gut geeignet.

Solche Reifen findet man in gut sortierten Sportgeschäften. Falls man kein solches Sportgeschäft in erreichbarer Nähe hat, kann man solche großen Reifen auch im Internet bestellen.

Glatte Ringe oder Noppen

Wenn man im Internet nach Hula-Hoop-Reifen sucht, dann findet man jede Menge Reifen mit Noppen, teilweise sogar mit Magnet-Noppen.

Diese Noppen dienen der besonders intensiven Massage durch den Hula-Hoop-Reifen.

Doch für Anfänger können diese Noppen, die häufig recht hart und dick sind, schlichtweg schmerzhaft sein und unangenehme blaue Flecken verursachen. Erst wenn man relativ sicher den Reifen in der Luft halten kann und sich an die harten Noppen gewöhnt hat, ist deren Wirkung angenehm.

In der Lernphase kann einem solch ein Noppen-Ring also durchaus die Lust am Hula-Hoop-Training verleiden.

Daher braucht man, vor allem am Anfang, einen Reifen ohne Noppen, der groß genug ist und weder zu leicht noch zu schwer.

Auch wenn solche Reifen nicht überall einfach zu bekommen sind, lohnt es sich, danach zu suchen. Denn mit einem passenden Reifen kann das Hula-Hoop-Training sehr viel Freude machen.

Reifen selber bauen

Falls man gar keine Möglichkeit hat, einen ausreichend großen, noppenfreien Reifen zu bekommen, kann man sich einen selber bauen.

Die Zutaten dafür erhält man im Baumarkt und im Supermarkt.

Als Reifen braucht man einen starren Bewässerungsschlauch, der normalerweise zum Eingraben im Garten verwendet wird. Die geeignete Dicke ist ein Zoll, das sind etwa 2,5 cm.

Davon braucht man etwa 3,36 m, um einen Reifen mit 1,07 cm Durchmesser zu bauen.

Zur Verbindung der beiden Reifenenden kann man einen Korken verwenden oder ein passendes Schlauchverbinder-Stück aus dem Baumarkt.

Damit der Reifen schwer genug wird, füllt man ihn mit Reis oder einem anderen körnigen Material. Beim Befüllen muss man natürlich aufpassen, dass der Reis nicht unten wieder raus rieselt.

Wenn man beide Reifenenden miteinander verbunden hat, indem man den Korken oder den Schlauchverbinder in beide Enden steckt, dann kann man die Verschlussstelle gründlich mit breitem Klebeband abkleben.

Außerdem sieht es schöner aus und hilft beim Kreisen des Reifens, wenn man ihn rundherum mit farbigem Klebeband umklebt. Dadurch ergibt sich ein hübsches Spiralmuster.

Zwar ist ein wenig handwerkliche Geschicklichkeit notwendig, um sich einen Hula-Hoop-Reifen selbst zu bauen, aber eigentlich ist es ganz einfach. Das Ergebnis ist auch häufig besser als gekaufte Reifen.

So lassen Sie den Reifen kreisen

Man kann Hula-Hoop in Kursen in einigen Fitnessstudios oder ähnlichem lernen.

Zum Selberlernen gibt es auch zahlreiche Anleitungsvideos im Internet und auch ein Buch kann helfen, Hula-Hoop zu meistern.

In diesem Buch hier gibt es nur eine grundsätzliche Beschreibung der Bewegungen, die nötig sind, um den Reifen um die Taille kreisen zu lassen.

Für das Hula-Hoop Training braucht man etwa vier Quadratmeter Platz und rund herum sollten keine zerbrechlichen Gegenstände stehen. Bei gutem Wetter kann man auch sehr gut draußen den Ring kreisen lassen.

Ein verbreitetes Missverständnis ist die Vorstellung, dass man die Hüfte kreisen lassen muss, damit der Reifen kreisen kann. Doch so funktioniert Hula-Hoop nicht.

Stattdessen muss man die Hüfte schwungvoll hin und her bewegen. Am einfachsten ist es am Anfang, wenn man die Hüfte vor und zurück bewegt. Später kann man die Bewegung auch variieren.

Der Reifen braucht an zwei Stellen seiner Umdrehung einen Schubs durch den Körper, beispielsweise vorne rechts und hinten links, also genau gegenüber.

Durch diesen Schubs wird der Reifen beschleunigt und bleibt auf der gewünschten Höhe.

Außerdem spielt die Drehrichtung des Reifens eine gewisse Rolle. Die meisten Menschen haben eine bevorzugte Drehrichtung, meistens von rechts nach links also entgegen des Uhrzeigersinnes. Wenn man gelernt hat, den Reifen in seiner bevorzugten Richtung zuverlässig kreisen zu lassen, sollte man auch die andere Richtung üben, damit man nicht einseitig bleibt.

Als Bekleidung eignet sich bequeme Kleidung, die am Anfang durchaus ein wenig dicker sein darf, beispielsweise Sweatshirt und Jogging-Hose. Die dickere Bekleidung kann ein wenig vor blauen Flecken schützen, die am Anfang ab und zu mal auftreten können.

So funktioniert das Kreisen-Lassen des Hula-Hoop Reifens:

- Stellen Sie sich an eine freie Stelle des Raumes.
- Halten Sie den Reifen so, dass er Sie umgibt.

- Stellen Sie die Füße hüftbreit hin und machen Sie einen sehr kleinen Schritt nach vorne.
- Üben Sie eine Hüftbewegung von vorne nach hinten und halten Sie den Reifen dabei noch fest.
- Heben Sie den Reifen auf Taillenhöhe.
- Geben Sie dem Reifen mit der rechten Hand einen kräftigen Schubs in Richtung links. Kommen Sie dem Reifen durch eine schwungvolle Hüftbewegung sofort entgegen. Dadurch beginnt der Reifen, sich um den Körper zu drehen.
- Bewegen Sie die Hüfte sofort schwungvoll nach hinten. Dadurch soll der Reifen im richtigen Moment einen zusätzlichen Schubs bekommen, um seine Drehbewegung aufrecht erhalten zu können.
- Bewegen Sie die Hüfte sofort wieder nach vorne, dann wieder nach hinten und so weiter.

Wenn der Reifen sofort auf den Boden fällt, anstatt sich fröhlich zu drehen, dann ist das am Anfang völlig normal. Man muss eine Weile üben, bevor man den Bogen raus hat.

Umso schöner ist es, wenn es dann endlich klappt, dass der Reifen um die Taille kreist ohne herunter zu fallen.

Sobald man etwas Übung hat und den Reifen zuverlässig kreisen lassen kann, kann man ihn auf und ab wandern lassen, damit er auch andere Bereiche des Rumpfes umkreist und massiert. Wenn man ihn schneller bewegt, steigt er nach oben und wenn man langsamer wird, gleitet er nach unten.

Mit etwas Übung kann man beim Kreisen des Reifens auch die Beine bewegen, die Hüfte anders bewegen, mit den Armen anmutige Bewegungen machen und dergleichen Dinge mehr.

Schließlich kann das Hula-Hoop-Training zu einer Art genussvollem Tanz werden.

Bauchmuskel-Training

Training der Bauchmuskeln ist sehr gut und wichtig für einen straffen Bauch und eine schlanke Taille.

Doch das Bauchmuskeltraining hilft nicht direkt dabei, Bauchfett abzubauen. Es ist ein weit verbreiteter Irrtum, dass man durch Training bestimmter Muskelgruppen das Fett in diesem Bereich bevorzugt abbauen kann (siehe auch Seite 60).

Aber durch gestärkte Bauchmuskeln wird der Bauch besser zusammengehalten. Er wirkt dadurch sichtbar schlanker.

Beim Bauchmuskeltraining sollte man beachten, dass es nicht nur die zentralen Bauchmuskeln in der Mitte gibt, die sich im Optimalfall als sogenanntes Sixpack abzeichnen können. Sondern es gibt auch noch schräg verlaufende Bauchmuskeln an den Seiten und Bauchmuskeln im Innern des Körpers. Diese Bauchmuskeln sollten genau so ausgiebig trainiert werden wie die zentralen Muskeln.

Die meisten Bauchmuskel-Übungen werden auf dem Boden durchgeführt. Dazu verwendet man am besten eine gepolsterte Gymnastikmatte.

Heutzutage werden bevorzugt die sogenannten Crunches durchgeführt.

Bei Crunches liegt man auf dem Rücken und stellt die Beine auf. Die Arme werden wahlweise hinter dem Kopf verschränkt, locker an die Ohren gehalten, auf der Brust gekreuzt oder leicht nach vorne gestreckt.

Dann wird der Oberkörper leicht angehoben. Dabei werden die Bauchmuskeln natürlicherweise angespannt.

Das Anheben des Oberkörpers wird mehrmals wiederholt, die Schultern bleiben dabei ohne Kontakt zum Boden.

Je nach Fitnessgrad macht man zwischen 10 und 30 Wiederholungen pro Übungsreihe.

Bei einer Variation der Crunches-Übung streckt man beide Arme zu einer Seite aus, in Richtung Beine, und beugt sich dann zu dieser Seite. Auf der anderen Seite wird diese Übung auch durchgeführt. Diese Variation stärkt die schrägen Bauchmuskeln.

Da die Crunches nicht ganz einfach sind und man die Nacken- oder Rückenmuskeln verspannen kann, wenn man sie falsch ausführt, ist es am besten, wenn man sie sich von einem Fachmann zeigen lässt. Das kann im Rahmen einer Krankengymnastik stattfinden oder im Fitnessstudio, beispielsweise bei einem Probetraining.

Früher waren Situps sehr beliebt, bei denen man den Oberkörper vollständig aus der liegenden Position aufrichtet. Doch inzwischen ist man von dieser Übung weitgehend abgekommen, weil ein innerer Muskel, der Wirbelsäule und Beinknochen verbindet, zu stark belastet wird.

Ergänzend kann man isometrische Übungen für die Bauchmuskulatur machen. Dazu spannt man einfach die Bauchmuskeln an, ohne den Rumpf dabei zu bewegen. Nach einem kurzzeitigen Halten der

Muskelspannung sollte man die Muskeln unbedingt wieder entspannen, denn nur so erhält man gute Resultate. Anschließend kann man die Muskeln wieder anspannen. Günstig ist auch, wenn man die verschiedenen Bauchmuskeln im Wechsel anspannt, also untere Bauchmuskeln, obere Bauchmuskeln, rechte Seite und linke Seite.

Diese Bauchmuskel-Übungen kann man ganz einfach zwischendurch machen, beispielsweise bei der Büroarbeit, beim Warten auf den Bus oder wenn man auf dem Sofa sitzt.

Rücken-Training

Ein gezieltes Training der Rückenmuskeln verhilft zwar nicht direkt zu einem schlanken Bauch. Doch gerade für Bauchträger ist es enorm wichtig, eine gut ausgebildete Rückenmuskulatur zu haben.

Der Rücken muss bei Bauchbesitzern nämlich Höchstleistungen vollbringen. Durch den vorstehenden Bauch muss der Rücken ständig eine gewisse Ausgleicharbeit leisten, damit man nicht vornüber fällt. Dadurch wird der Rücken stark beansprucht und es kommt auch häufig zu Fehlhaltungen.

Wenn dann die Rückenmuskulatur nur schwach ausgeprägt ist, bleibt die Wirbelsäule ohne unterstützende Hilfe durch die Muskeln. Es kommt sehr schnell zu Rückenschmerzen, Hexenschuss und Bandscheibenschäden. Die Rückenbeschwerden können das Wohlbefinden so nachhaltig stören, dass ein normales, schmerzfreies Alltagsleben kaum möglich ist.

Ein Großteil aller Rückenbeschwerden kann durch konsequentes Rückentraining verhindert werden.

Außerdem geht es erheblich schneller, die Rückenmuskeln in einen besseren Zustand zu versetzen, als einen kapitalen Bauch zum Verschwinden zu bringen.

Wenn man einen dicken Bauch hat, sollte man also am besten sofort mit Rückentraining beginnen. Die Rückenbeschwerden werden meistens schnell gelindert oder verschwinden ganz. So kann man sich in aller Ruhe weiteren Sportarten widmen und ganz allmählich den Bauch abbauen.

Es gibt zahlreiche Übungen, mit denen man den Rücken stärken kann und auch zahlreiche Geräte, die einen dabei unterstützen.

Da die Rückenmuskulatur nicht nur aus einer Muskelgruppe besteht, sondern aus etlichen Muskeln mit verschiedenen Aufgaben, braucht man auch unterschiedliche Übungen, um allen Rückenmuskeln gerecht zu werden.

Um die wichtigsten Rückenübungen zu lernen, kann man sich ein entsprechendes Buch besorgen oder einen Kurs belegen. Man kann auch Krankengymnastik beantragen, wenn man konkrete Rückenprobleme hat. In Fitnessstudios gibt es häufig spezielle Übungszirkel für den Rücken und meistens auch Gruppen-Kurse mit Rückenübungen. Zum Üben zu Hause eignen sich DVDs mit Übungsanleitungen.

Als Geräte für den Heimbedarf können Therabänder, Pezzibälle, Gymnastikmatten oder ein Rückentrainer-Gerät wertvolle Dienste leisten. Besonders effektiv für die Rückenstrecker-Muskeln ist ein Rückentrainer-Gerät, das jedoch etwas Platz benötigt, wenn es aufgestellt ist. Wer unter Platzmangel leidet, kann es jedoch schnell wieder zusammenklappen.

Ausdauer-Training

Ausdauersport stellt die Basis für den Kalorienverbrauch beim Sport dar. Außerdem verbessert Ausdauertraining das Herz-Kreislaufsystem und kann glücklich machen, wenn man mit Engagement bei der Sache ist.

Zum Ausdauertraining gehören all die Sportarten, die man über einen längeren Zeitraum bei maßvoller Belastung ausübt, also beispielsweise Walking, Joggen, Radfahren, Schwimmen, Rudern, Wandern.

Dadurch, dass man sich längere Zeit bewegt, normalerweise mindestens 30 Minuten, wird eine spürbare Kalorienmenge verbraucht. Je länger man unterwegs ist, desto größer ist der Energieverbrauch. Daher sind ausgiebige Radtouren oder Ganztags-Wanderungen sehr effektiv.

Wenn man sportlich bisher nicht aktiv war, dann muss man mitunter erst einmal herausfinden, welche Ausdauer-Sportarten einem Freude bereiten. Dazu lohnt es sich, die verschiedenen Sportarten ausgiebig auszuprobieren. Damit jede Sportart eine Chance hat, sich von ihrer erfreulichen Seite zu zeigen, macht es Sinn, sie gründlich zu testen, denn am Anfang sind neue Sportarten oft etwas mühsam. Wenn man sich an den Bewegungsablauf gewöhnt hat, kann man besser beurteilen, ob man an dieser Bewegungsform Freude hat oder nicht.

Natürlich muss man sich nicht für eine einzelne Ausdauer-Sportart entscheiden. Ganz im Gegenteil: es ist durchaus sinnvoll, mehrere unterschiedliche Sportarten abwechselnd auszuüben, denn jede dieser Sportarten fordert den Körper auf verschiedene Weise.

Auch ist es sinnvoll, wenn sich die bevorzugten Sportarten im Laufe der Zeit ändern. Für Anfänger ist Walking meistens einfacher als Jogging, weil es weniger anstrengt und die Gelenke weniger belastet. Doch nach einer Weile kann es eventuell mehr Freude machen, auf Jogging umzusteigen, weil es effektiver Kalorien verbrennt und die Laufbewegung sehr viel Freude machen kann.

Der Mythos vom Fettverbrennungspuls

Vielen Ausdauersportlern, die abnehmen wollen, wird empfohlen, im Pulsbereich der sogenannten Fettverbrennung zu trainieren, um möglichst effektiv abzunehmen.

Doch zum Abnehmen ist Training im Fettverbrennungsbereich Unsinn, denn der zugrunde liegende Mechanismus wird von den meisten, auch von vielen Trainern, falsch verstanden.

Die medizinische Erkenntnis, die dahinter steht, ist, dass bei Bewegung im Muskel sowohl Kohlenhydrate als auch Fett als Energiespender verbraucht werden - wohl gemerkt: im Muskel. Es geht also um die kleinen Fettspeicher, die direkt im Muskel vorhanden sind. Die Fettspeicher unter der Haut und im Bauch haben damit gar nichts zu tun.

Bei langsamer Bewegung mit relativ niedrigem Puls ist der Anteil der Fettverbrennung im Muskel höher als der Anteil der Kohlenhydratverbrennung. Doch der gesamte Energieverbrauch ist gering.

Bei schnellerer Bewegung mit höherem Puls verändert sich das Verhältnis von Kohlenhydrat- und Fettverbrennung. Es werden anteilig mehr Kohlenhydrate verbrannt. Aber vor allem steigt der gesamte Energieverbrauch erheblich an. In der Praxis sieht es so aus, dass die verbrauchte Energie durch die Fettverbrennung bei höherem Puls deutlich höher ist als bei niedrigem Puls. Hinzu kommt noch die stark angestiegene Menge der Kohlenhydratverbrennung.

Rechenbeispiel

Ein kleines Rechenbeispiel kann das Prinzip verdeutlichen:

Wenn man im sogenannten Bereich des Fettverbrennungspulses, mit etwa 65% seiner maximalen Herzfrequenz, joggt (ca. 125 Pulsschläge/min), dann verteilt sich die Energiegewinnung wie folgt:

Fett = 60% und Kohlenhydrate = 40%.

Insgesamt verbraucht man etwa 480 kcal pro Stunde. Der Anteil der Fettverbrennung dabei liegt bei 288 kcal.

Wenn man hingegen im sogenannten Cardio-Bereich, mit 80% der maximalen Herzfrequenz joggt (ca. 150 Pulsschläge/min), dann verteilt sich die Energiegewinnung wie folgt:

Fett = 40% und Kohlenhydrate = 60%.

Insgesamt verbraucht man etwa 960 kcal pro Stunde. Der Anteil der Fettverbrennung dabei liegt bei 384.

Obwohl der prozentuale Anteil der Fettverbrennung beim langsameren Training höher ist als beim schnellen Training, verbrennt man beim schnellen Training insgesamt mehr Fett als beim langsamen Training. Außerdem ist der gesamte Energieverbrauch beim schnellen Training höher als beim langsamen.

Da es für den Abbau der Fettpolster keine Rolle spielt, ob im Muskel Kohlenhydrate oder Fette verbrannt werden, hat man durch Training im höheren Pulsbereich einen erheblich besseren Effekt als durch Training im niedrigen Pulsbereich.

Nur für Leistungssportler, die für extreme Ausdauerleistungen trainieren, macht ein gezieltes Training im Fettverbrennungs-Bereich Sinn, denn so können sie längere sportliche Leistungen vollbringen ohne zusammen zu brechen. Doch das ist eine ganz andere Angelegenheit als das Training für einen schlankeren Bauch.

Trainingsintensität

Wie wir gesehen haben, ist es sinnlos, einem vermeintlich optimalen Fettabbau zuliebe, im Fettverbrennungs-Pulsbereich zu trainieren. Dennoch macht es sehr viel Sinn, sich über die Intensität seines Ausdauertrainings Gedanken zu machen.

Denn vor allem am Anfang ist es eher schädlich, wenn man mit Höchstgeschwindigkeit los rast, denn dann ist man meistens nach kürzester Zeit erschöpft und kann nicht mehr.

Durch zu intensives Training werden auch die Muskeln und Gelenke stärker belastet als durch moderates Training.

Außerdem spielt es eine Rolle, wie lange man trainieren will oder kann.

Wenn man einen ganzen Tag lang Rad fahren will, muss man es logischerweise langsamer angehen lassen, als wenn man nur eine halbe Stunde Zeit hat.

Die Intensität des Trainings sollte sich also einerseits nach dem persönlichen Fitnessgrad richten und andererseits nach der Zeit, die zur Verfügung steht.

Am effektivsten ist das Training, wenn man bis zum geplanten Schluss durchhält und danach ordentlich erschöpft und verschwitzt ist. Man sollte aber weder Verletzungen noch starken Muskelkater davontragen, weil man sonst an den folgenden Tagen nicht trainieren kann. Ein ganz leichter Muskelkater ist jedoch in Ordnung. Er zeigt, dass man seine Muskeln kräftig gefordert hat.

Kraftsport - Bodybuilding

Kraftsport gehört nicht zu den klassischen Sportarten, die man einem schlanken Bauch zuliebe ausübt, abgesehen von gezielten Bauchmuskelübungen.

Dennoch sollte Kraftsport ein wesentlicher Teil der sportlichen Aktivität sein, wenn man einen schlanken Bauch bekommen will. Das gilt sowohl für Männer als auch für Frauen.

Muskeln können nämlich bei jedem Abnehmvorhaben sehr gut helfen.

Die Muskulatur verbraucht nämlich eine Menge Energie, sogar wenn man sich gerade nicht bewegt. Man kann also selbst beim Sitzen auf dem Sofa vermehrt Kalorien verbrennen, wenn man mehr Muskeln hat. Der gesamte Grundumsatz wird erhöht (siehe Seite 100).

Gesundheitlicher Nutzen kräftiger Muskeln

Außerdem produzieren die Muskeln zahlreiche Substanzen, die förderlich für die Gesundheit sind, beispielsweise zur Regulierung des Blutzuckerspiegels. Dadurch können sie gegen Insulinresistenz helfen und somit auch gezielt gegen das innere Bauchfett.

Ferner produzieren Muskeln Hormone für Glücksgefühle, zur Harmonisierung der Geschlechtshormon-Produktion und für eine robustere Gesundheit. Zur Zeit sind etwa 400 Substanzen bekannt, die von den Muskeln produziert werden, beispielsweise die sogenannten Myokine. Diese Myokine helfen unter anderem gegen Entzündungen, Depressionen, Demenz und Erkrankungen des Herz-Kreislaufsystems. Von vielen anderen dieser im Muskel produzierten Substanzen ist noch nicht bekannt, wie sie wirken. Muskeln haben aber eine direkte gesundheitsfördernde Wirkung. Sie sind keinen reinen Bewegungsorgane.

Außerdem ist es natürlich sehr nützlich, wenn man im Alltag stärker ist.

So wachsen die Muskeln

Durch regelmäßiges Krafttraining kann man die Muskeln wachsen lassen. Mit 2 bis 3 intensiven Trainingseinheiten pro Woche kann man die Muskeln zum Wachsen bringen. Mit 1 bis 2 Trainingseinheiten pro Woche kann man die aktuell vorhandenen Muskeln erhalten.

Frauen brauchen übrigens keine Angst zu haben, dass ihre Muskeln zu stark sichtbar werden, wenn sie Krafttraining machen. Zu auffallend muskulösen Bodybuilderinnen wird man nur, wenn man zusätzlich zu extrem intensivem Training auch diverse Substanzen einnimmt, die das Muskelwachstum fördern. Außerdem werden die Muskeln auch erst deutlich sichtbar, wenn man sehr schlank ist. So lange man mit dem Übergewicht kämpft, braucht man also aus mehreren Gründen keine Angst vor zu großen Muskeln zu haben.

Männer haben meistens sowieso keine Angst vor zu starken Muskeln. Ganz im Gegenteil: sie freuen sich normalerweise, wenn die Muskeln wachsen und irgendwann deutlich sichtbar sind. Daher wird es Männer freuen, dass ihre Muskeln deutlich schneller wachsen als die Muskeln von Frauen. Das ist auch der Hauptgrund, warum Männer meistens mehr Kalorien verbrauchen als Frauen.

Krafttraining kann man sowohl im Fitnessstudio als auch in den heimischen vier Wänden betreiben. Ein Fitnessstudio ist insofern von Vorteil, weil man dort einen Trainer hat, der helfen kann, einen individuellen Trainingsplan zusammen zu stellen.

Hinweis!

Wenn die Muskeln wachsen, steigt meistens das Körpergewicht, denn Muskeln sind deutlich schwerer als Fett. Man nimmt also häufig zu, obwohl das Fett weniger und die Figur sichtbar schlanker wird. Daher macht es Sinn, sich in der Muskel-Aufbauphase nicht nur zu wiegen, sondern auch mit dem Zentimetermaß zu messen.

Von der Gewichtszunahme durch das Muskelwachstum sollte man sich nicht verdrießen lassen, denn die Zunahme ist in diesem Fall ja ein gutes Zeichen.

Bodybuilding

Regelmäßiges Krafttraining bedeutet noch lange nicht, dass man Bodybuilding betreibt. Bodybuilding beginnt erst, wenn man das Krafttraining gezielt betreibt, um sichtbar große Muskeln zu haben.

Aber wer regelmäßig Krafttraining betreibt, kann durchaus auf den Geschmack kommen und mit Bodybuilding beginnen.

Gefahren

Für untrainierte Bauchbesitzer ist Bodybuilding und auch sonstiges intensives Krafttraining mit gewissen Gefahren verbunden.

Man sollte das Krafttraining auf jeden Fall behutsam angehen und es nicht übertreiben.

Spontaner Übereifer kann mehr schaden als nutzen.

Durch Überforderung beim Krafttraining können sowohl die Psyche als auch der Körper geschädigt werden.

Wichtig ist beispielsweise, dass man die Gelenke am Anfang nicht überfordert. Ebenso wie die Muskeln, müssen sich auch die Gelenke erst nach und nach an die erhöhte Belastung gewöhnen. Häufig ist es nicht die Kraft der Muskeln, die die Höhe des benutzten Gewichtes begrenzt, sondern die Belastbarkeit der Gelenke. Wenn man die Gelenke überlastet, muss man eine Trainings-Pause einlegen, die oft genug den ganzen Trainingseffekt zunichte machen kann.

Viele Übungen gehen auch aus anatomischen Gründen nicht, wenn man einen schweren Bauch mit sich herumschleppt. Kraftsport-Klassiker wie Liegestütze und Klimmzüge sind kaum zu schaffen, wenn man deutliches Übergewicht hat. Stattdessen eignen sich beispielsweise Gravitationstürme, die einen Teil des Körpergewichtes übernehmen, sodass man mit überschaubarem Körpereinsatz Klimmzüge trainieren kann.

Auch viele Bodenübungen funktionieren nicht mit einem dicken Bauch. Daher sollte man sich nicht entmutigen lassen, wenn man beispielsweise beim Gruppentraining nicht alle Übungen korrekt durchführen kann. Besprechen Sie Ihre Probleme mit Ihrem Trainer oder befragen Sie Ihren eigenen gesunden Menschenverstand, falls Ihnen kein Trainer weiter helfen kann.

Wer unter Bluthochdruck leidet, sollte besonders vorsichtig beim Krafttraining sein. Durch das Stemmen von schweren Gewichten kann der Blutdruck kurzfristig deutlich erhöht werden. Wenn man es übertreibt, könnte in seltenen Fällen ein Schlaganfall oder Herzinfarkt die Folge sein. Also im Zweifelsfall lieber ein niedrigeres Gewicht verwenden und dafür die Anzahl der Wiederholungen erhöhen.

Einzel- oder Gruppensport

Man kann Sport alleine oder mit anderen Menschen zusammen in der Gruppe betreiben.

Dabei hängt es vor allem von den persönlichen Vorlieben ab, ob der Sport einzeln oder in Gruppen besser ist. Außerdem kann man natürlich auch beides haben: einen Teil der sportlichen Aktivität alleine und einen anderen Teil zusammen.

Abgesehen von den persönlichen Vorlieben gibt es generelle Vor- und Nachteile, die beide Varianten haben.

Einzelsport

Bei Einzelsport ist schön, dass man nicht von anderen abhängig ist und auch auf niemand anders warten muss. Man kann sich die Zeiten so einteilen, wie sie am besten zum eigenen Tagesrhythmus passen. Außerdem wird man von niemand anders zu unvernünftig überhöhten Leistungen gedrängt und man wird auch nicht gebremst.

Wer den ganzen Tag von vielen Menschen umgeben ist, kann beim Einzelsport die Ruhe genießen, und ganz mit sich alleine etwas erleben.

Doch um alleine Sport zu treiben, muss man sich auch selbst motivieren und mit eigenem Antrieb seinen inneren Schweinehund überwinden. Vielen Menschen gelingt es nur schwer, alleine regelmäßig Sport zu treiben.

Gruppensport

Demgegenüber hilft eine Gruppe dabei, sich aufzuraffen. Eine Verabredung mit anderen Menschen oder gar ein fester Termin wirken sehr motivierend.

Viele Menschen haben auch erheblich mehr Freude, wenn sie mit anderen Menschen zusammen Sport treiben. Sie empfinden es als weniger langweilig und fühlen sich nicht einsam. Diese Aspekte werden jedoch nicht von allen Menschen genossen. Manche Individualisten empfinden gerade die Gesellschaft von anderen Menschen als störend, weil sie gerne für sich sind.

Beim Gruppentraining gibt es häufig auch einen Trainer, der die Bewegungen anleitet und auch etwas antreibt. Vielen Menschen hilft der Trainer dabei, sich sportlich zu engagieren.

Sport zu Zweit

Eine Sonderform des Gruppensports stellt der Sport zu zweit dar. Zu Zweit entfällt meistens die komplexe Gruppendynamik und das Erleben von "vielen" Menschen. Man kann sich ganz auf seinen Trainingspartner konzentrieren. Wer will, kann sich auch ausgiebig unterhalten, beispielsweise beim Walken oder Wandern. Manch ein Individualist, der Gruppensport meidet, erlebt viel Freude, wenn er hin und wieder mit einem anderen Menschen zusammen trainiert.

Für den Effekt auf den Körper ist es egal, ob man alleine oder mit anderen trainiert.

Aber wenn man beim Sport nicht die nötige Freude findet, macht es Sinn, andere Möglichkeiten auszuprobieren.

Auch Abwechslung zwischen Sport allein, zu zweit und in Gruppen kann förderlich wirken.

Personal Trainer

Wer einen besonders intensiven Einstieg in sportliche Aktivitäten will, der zudem auf die persönlichen Bedürfnisse optimal abgestimmt ist, kann von einem Personal Trainer stark profitieren.

Natürlich ist ein Personal Trainer, im Vergleich zum Sport alleine oder im Verein, etwas teurer. Aber die Investition kann sich lohnen, weil man mit dem Personal Trainer das Beste aus sich herausholen kann.

Der Personal Trainer kann sich genau auf die individuelle Leistungsfähigkeit einstellen und ein Sportprogramm ausarbeiten, das optimal forder ohne zu überfordern.

Solch eine professionelle Begleitung ist vor allem dann sinnvoll, wenn man möglichst effektiv abnehmen will oder wenn man gesundheitliche Probleme hat, die das Sport treiben kompliziert machen.

Bewegung im Alltag

Als Bewegung zählt nicht nur sportliche Aktivität, sondern auch, und vor allem, die Bewegung im Alltag.

Das Problem mit dem Übergewicht ist vorwiegend deshalb entstanden, weil wir uns im Alltag kaum noch bewegen müssen. Die Arbeit wird am Schreibtisch erledigt und Wege legt man mit dem Auto zurück. Zur Erholung setzt man sich dann abends aufs Sofa. In diesem typischen Tagesablauf findet kaum noch Bewegung statt.

Anstatt sich im normalen Leben zu bewegen, muss man die Bewegung daher in Form von Sport ausüben. Das ist zwar eine eher unnatürliche Entwicklung, für die meisten Menschen aber notwendig.

Doch zumindest einen Teil der Bewegung, nach der der Körper hungert, kann man ihm auch durch Alltagsbewegung geben.

So oft wie möglich kann man sich zu Fuß oder mit dem Fahrrad zu seinem Ziel bewegen, beispielsweise zum Einkaufen. Falls der Weg zur Arbeit dafür zu weit ist, kann man etwas weiter weg parken oder eine Haltestelle früher aussteigen und den Rest des Weges zu Fuß zurücklegen.

Anstatt den Aufzug zu nehmen, kann man die Treppe benutzen. Falls man in ein sehr hohes Stockwerk muss, und dort zu verschwitzt ankommen würde, kann man auch einen Teil des Anstiegs mit dem Aufzug bewältigen. Das gilt auch für die erste Trainingsphase, falls das vollständige Treppe-Steigen für die schwache Fitness noch zu anstrengend wäre.

Auch zu Hause kann man sich viel bewegen, denn Putzen ist das reinste Trainingsprogramm.

Wer einen Garten hat, kann die Gartenarbeit nutzen, um reichlich Kalorien zu verbrennen. Und wer einen Hund hat, macht nicht nur seinen Hund, sondern auch den eigenen Körper glücklich durch ausgiebige Spaziergänge.

Bei der Bewegung im Alltag sollte man jedoch die eigene Leistungsfähigkeit berücksichtigen. Insbesondere Putzen und Gartenarbeit können den Rücken stark belasten. Wenn man sehr untrainiert ist, kann das den Rücken durchaus schädigen. Man sollte also mit belastenden Alltagsbewegungen behutsam anfangen. Außerdem ist es sinnvoll, den Rücken mit gezielten Übungen zu stärken, bevor man ihn im Garten oder Haushalt stärker belastet.

Naturheilkunde gegen den Bauch

Leider gibt es kein Wundermittel gegen einen dicken Bauch, auch nicht in der Naturheilkunde.

Aber die Naturheilkunde bietet einige Möglichkeiten, wie man sich das Bauchabnehmen erleichtern kann.

Man kann die verschiedenen Methoden der Naturheilkunde miteinander kombinieren und so den hilfreichen Effekt verstärken.

Kräuter

Heilpflanzen haben eine jahrtausende alte Tradition in der Heilkunde.

Sie können auch gegen verschiedene Probleme helfen, die einen dicken Bauch verursachen. Mit einer Kombination verschiedener Heilpflanzen kann man den schlank werdenden Bauch von mehreren Seiten unterstützen.

Heilpflanzen gegen Blähungen

Mehrere gern verwendete und wohlschmeckende Heilkräuter können gegen Blähungen helfen.

Sie entkrampfen die Verdauungsorgane und erleichtern die Ausscheidung der Luft im Bauch.

Wenn diese Kräuter zusammen mit der Nahrung aufgenommen werden, können sie die Entstehung der Blähungen auch verhindern. Das ist ein Grund dafür, warum Kohl traditionell zusammen mit Kümmel gekocht wird.

Typische Heilpflanzen gegen Blähungen sind:

- Fenchel
- Anis
- Kümmel
- Ingwer
- Engelwurz
- Pfefferminze
- Schafgarbe

Heilpflanzen gegen Verstopfung

Gegen Verstopfung gibt es traditionell jede Menge Heilpflanzen. Viele dieser Heilpflanzen wirken jedoch abführend aufgrund einer leichten Giftwirkung. Wegen dieser Giftigkeit bemüht sich der Körper, den Darminhalt möglichst schnell los zu werden. Dann hat man zwar die Verstopfung wirksam bekämpft, aber sich dabei gleichzeitig etwas vergiftet. Das kann nicht Ziel und Zweck einer Heilpflanzen-Anwendung sein.

Daher sollte man nur mild wirkende Heilpflanzen gegen Verstopfung anwenden und von den stärker wirkenden Abführ-Kräutern besser die Finger lassen.

Folgende Heilpflanzen haben eine milde Wirkung gegen Verstopfung:

- Alant
- Apfel
- Eibischblätter
- Feigen
- Fenchel
- Hafer
- Ingwer
- Kümmel
- Lein
- Meerrettich
- Paprika
- Schafgarbe
- Wacholderbeeren

Hinweis: Äpfel, Feigen, Paprika, Hafer und Meerrettich werden gegessen, damit sie gegen Verstopfung helfen. Vom Lein wird der Samen in Flüssigkeit eingeweicht verwendet.

Die anderen aufgelisteten Heilpflanzen kann man als Kräutertee einsetzen.

Heilpflanzen gegen Wassereinlagerungen

Wassereinlagerungen im Körper können verschiedene Ursachen haben, beispielsweise Nierenprobleme, Herzschwäche, Hormonstörungen oder salzreiches Essen.

Die meisten Heilpflanzen, die gegen solche Ödeme wirken, fördern nur die Ausscheidung des Wassers über die Nieren, ohne jedoch die Ursache zu behandeln.

Wenn man häufig Ödeme hat, ohne deren Ursache zu kennen, sollte man daher einen Arzt aufsuchen. Wenn man die Ursache der Wassereinlagerungen kennt, kann man sie auch gezielt behandeln.

Nachfolgend einige typische Heilpflanzen, die die Wasserausscheidung fördern:

- Ackerschachtelhalm
- Birke
- Brennnessel
- Goldrute
- Hauhechel
- Holunder

Heilpflanzen zum Hormonausgleich

Ein Ungleichgewicht der Geschlechtshormone kann zur Entstehung eines dicken Bauches beitragen.

Daher ist es sinnvoll, Heilpflanzen für ein ausgewogenes Hormonsystem zu nutzen, vor allem, wenn man in den Wechseljahren ist. Auch jüngere Frauen können von diesen Heilpflanzen profitieren, wenn sie unter PMS leiden. Selbst Männer können diese Heilpflanzen einsetzen, weil sie nicht wie Hormone wirken, sondern dem Körper dabei helfen, die Hormonproduktion ins Gleichgewicht zu bringen.

Hier folgen einige Heilpflanzen, die auf das Hormonsystem ausgleichend wirken können:

- Bockshornklee
- Johanniskraut
- Karotte
- Mönchspfeffer
- Rotklee
- Schafgarbe
- Soja
- Traubensilberkerze
- Wilder Yams

Heilpflanzen für die Stoffwechsel-Aktivität

Für den Stoffwechsel gibt es traditionell jede Menge Heilpflanzen. Inwieweit jeder dieser Pflanzen jedoch tatsächlich die Stoffwechselaktivität anregt, ist jedoch bei den meisten dieser Pflanzen unklar.

Viele der klassischen Stoffwechsel-Kräuter wirken vor allem anregend auf die Harnproduktion. Das hilft zwar bei der Ausscheidung der Abfallstoffe, muss aber noch nicht unbedingt den Stoffwechsel aktivieren.

Eine besondere Rolle bei den Stoffwechsel-Pflanzen spielt der Blasentang, der aufgrund seines Jodgehaltes wirkt. In Jodmangelgegenden kann er durchaus helfen, eine träge Schilddrüse anzuregen. Aber wenn eine Jod-Überempfindlichkeit besteht, kann der Blasentang auch schädlich wirken. Man sollte die Anwendung des Blasentangs also mit dem Arzt absprechen.

Mate wirkt insofern stoffwechselfördernd, als es durch den Koffein-Gehalt anregend wirkt. Mate-Tee ist also vergleichbar mit Kaffee oder Tee. Außerdem fördert Mate die Ausscheidung des Harns. Diese Wirkungskombination macht ihn zu einem beliebten Abnehm-Kraut.

Folgenden Heilpflanzen werden unter anderem Stoffwechsel fördernde Eigenschaften zugeschrieben:

- Birke
- Blasentang
- Eisenkraut / Verbena
- Ginseng
- Goldrute
- Holunder
- Ingwer
- Löwenzahn
- Liebstöckel
- Mate
- Schafgarbe
- Süßholz
- Wacholder

Heilpflanzen für den Zuckerstoffwechsel

Einige Heilpflanzen wirken regulierend auf den Zuckerstoffwechse. Sie können den Blutzuckerspiegel senken. Dadurch wird weniger Insulin benötigt, was das Abnehmen erleichtert.

Diese Heilpflanzen können auch bei leichten Diabetes-Formen helfend wirken.

Beim Abnehmen verhelfen diese Heilpflanzen zu einem ausgewogeneren Zuckerstoffwechsel.

Hier eine Liste bekannter Blutzucker senkender Heilpflanzen:

- Zimt
- Artischocke
- Beifuß
- Bohnenschalen
- Ginseng
- Heidelbeere
- Wacholder

Heilpflanzen gegen zu viel Appetit

Wer mit viel Appetit zu kämpfen hat, wünscht sich oft ein Wundermittel, das den übermäßigen Appetit bekämpft.

In der Pflanzenwelt gibt es durchaus solche Mittel, die aber meistens erhebliche Nachteile mit sich bringen.

- Hoodia
- Verschiedene exotische, potentiell schädliche Pflanzen

Hoodia ist eine traditionelle Heilpflanze der Wüsten in Namibia, die von wandernden Nomaden gegen den Hunger gekaut wird. Daher ist sie ins Blickfeld der Pharmaindustrie geraten. Doch Hoodia gedeiht fast ausschließlich wild an ihren angestammten Plätzen und lässt sich kaum kultivieren. Daher wird an den Pflanzenbeständen ein enormer Raubbau betrieben, wenn sie übergewichtigen Menschen in aller Welt zur Verfügung gestellt wird. Außerdem ist die Wirkung von Hoodia fraglich, wenn man nicht proviantlos durch die Wüste zieht, sondern vor einem gefüllten Kühlschrank steht. Hoodia kann nämlich nicht dabei helfen, dem vollen Kühlschrank zu widerstehen.

Aus China werden hin und wieder verschiedene Heilpflanzen angeboten, die angeblich den Appetit senken sollen. Doch entweder wirken diese Pflanzen nicht, oder sie haben sehr starke Nebenwirkungen, die teilweise sogar lebensbedrohlich sind.

Bisher wurde keine gut verträgliche Heilpflanze entdeckt, die zuverlässig den Appetit von Wohlstandsbürgern mindern kann.

Teemischung für einen schlanken Bauch

Die folgende Teemischung wirkt auf verschiedene Weise gegen einen dicken Bauch.

Man kann sich 100 gr dieser Mischung als Vorrat zusammenstellen und mehrmals täglich draus einen Tee zubereiten.

Mit folgender Heilpflanzen-Kombination können Sie eine Teemischung herstellen.

- 20 gr Fenchel
- 20 gr Ingwer-Wurzel
- 20 gr Zimt
- 10 gr Süßholz-Wurzel
- 10 gr Wacholder-Beeren
- 10 gr Birkenblätter
- 10 gr Schafgarbe

Bewahren Sie die Teemischung in einem festen Papierbeutel oder in einem Glas an einem dunklen Platz auf.

So bereiten Sie den Tee daraus zu:

- Nehmen Sie einen gehäuften Teelöffel Teemischung pro Tasse Tee (ca. 250 ml).
- Geben Sie die Teemischung in einen Teefilter-Beutel oder ein Teenetz.
- Gießen Sie kochendes Wasser über die Kräuter.
- Lassen Sie den Tee 10-15 Minuten ziehen.
- Trinken Sie den Tee in kleinen Schlucken.

Am besten trinken Sie von dieser Teemischung mindestens drei Tassen pro Tag.

Nachfolgend werden die verwendeten Heilpflanzen kurz beschrieben und erklärt, welche Aufgabe sie in der Teemischung erfüllen sollen:

Fenchel

Fenchelsamen schmecken leicht süß und aromatisch. Sie fördern daher den Geschmack des Tees.

Ihre Hauptwirkung richtet sich jedoch gegen Blähungen und Verstopfung.

Ingwerwurzel

Der Ingwer ist in den letzten Jahren sehr beliebt geworden. Man findet seine frischen, dickfleischigen Wurzeln heutzutage in den meisten gut sortierten Supermärkten. In dieser frischen Form kann man ihn zum Kochen verwenden oder auch frisch in den Tee. Er schmeckt dann besonders kräftig.

Ingwer hat viele Wirkungen, unter anderem stärkt er die Verdauung und regt den Stoffwechsel an.

Süßholzwurzel

Auch die Süßholzwurzeln schmecken angenehm süß. Sie erinnern ein wenig an Lakritze.

Süßholz gilt als stoffwechselfördernd. Es soll den Zellen der Körpergewebe dabei helfen, Gift- und Abfallstoffe abzusondern, damit sie ausgeschieden können.

Das unterscheidet das Süßholz von vielen anderen klassischen Stoffwechsel-Kräutern, die oft nur harntreibend wirken,

Zimt

Der Zimt fördert die Verdauung und senkt den Blutzuckerspiegel. Obwohl diese Tatsache noch nicht lange allgemein bekannt ist, wurde der Zimt schon seit Jahrhunderten als Gewürz für süßes Gebäck verwendet. So hilft der Zimt direkt vor Ort bei der Verdauung und Verstoffwechselung der süßen Speise.

In einem Tee kann der Zimt auch regulierend auf den Zuckerstoffwechsel einwirken und den Blutzuckerspiegel senken. Er eignet sich also sehr gut für einen Schlank-Tee, den er außerdem mit seinem typischen Aroma bereichert.

Wegen seines niedrigeren Cumarin-Gehaltes sollte man unbedingt den Ceylon-Zimt verwenden, dessen Rinden sich durch dünne, blättrige Schichten auszeichnen. Der stärker cumrainhaltige Cassia-Zimt hat deutlich dickere Rindenschichten.

Wacholder-Beeren

Wacholderbeeren sind den meisten Menschen nur als Gewürz bekannt, nicht aber als Heilpflanze. Doch der Wacholder hat ausgesprochen gute Heilwirkungen.

Für den Schlank-Tee eignet sich der Wacholder vor allem, weil er die Verdauung fördert, harntreibend wirkt, den Blutzuckerspiegel senkt und den Stoffwechsel anregt.

Auch geschmacklich machen sich die süßlich-würzigen Wacholder-Beeren sehr gut in einem Tee.

Am besten zerdrückt man die Beeren etwas, bevor man sie mit den anderen Kräutern vermischt. Dann kann sich ihr Aroma und die Wirkstoffe besonders gut entfalten.

Birkenblätter

Die Blätter der Birke sind klassische Kräuter für die schlanke Linie.

Birkenblätter wirken harntreibend und anregend auf den Stoffwechsel.

Auch der Blutzuckerspiegel soll von ihnen ein wenig gesenkt werden.

Schafgarbe

Die Schafgarbe hat ähnlich vielfältige Heilwirkungen wie der Wacholder. Sie fördert die Verdauung, lindert Blähungen und stärkt die Blutgefäße.

Im Schlank-Tee ist sie aber vor allem deshalb, weil sie die Hormonproduktion ins Gleichgewicht bringen kann. Sie kann also gegen eine Östrogendominanz helfen.

Schüssler-Salze

Schüsslersalze sind eine sanfte Behandlungsmethode, die aus der Homöopathie hervorgegangen ist. Die sogenannte Biochemie wurde im 19. Jahrhundert von dem Arzt Dr. Schüssler entwickelt.

Bei der Biochemie kommen Mineralsalze zum Einsatz, die homöopathisch potenziert werden. Sie sind also extrem stark verdünnt, mithilfe eines besonderen, stufenweisen Verfahrens. Als Verdünnungsmittel und somit als Hauptbestandteil der Schüsslersalz-Tabletten dient Milchzucker (Laktose). Für Menschen mit Laktose-Intoleranz gibt es auch Globuli (Kügelchen), die laktosefrei sind.

Die verwendeten Mineralsalze kommen auch im menschlichen Körper vor und werden dort zur Funktion der gesunden Körperabläufe benötigt. Die Schüsslersalze sollen dabei helfen, dass der Körper die Mineralsalze aus der Nahrung richtig verwerten kann, damit kein Mangel an diesen wichtigen Substanzen herrscht.

Für einen schlanken Bauch gibt es zwar kein einzelnes Wundersalz, das schlagartig alle Bauchprobleme beseitigt.

Aber jedes der 12 Funktionsmittel (= Schüssler-Salze) kann auf unterschiedliche Weise dabei helfen, dass der Bauch schlanker wird.

Man kann sich unter diesen 12 Schüsslersalzen bis zu drei Sorten aussuchen, die den individuellen Problemen am besten abhelfen können.

Diese Mittelkombination nimmt man dann für etwa sechs Wochen ein. Danach kann man eine andere Kombination aussuchen, wenn man will.

Auf den folgenden Seiten finden Sie die zwölf Funktionsmittel und ihre Wirkungen in Hinblick auf den dicken Bauch.

Nr. 1. Calcium Fluoratum

- Fördert das Durchhaltevermögen.
- Hilft gegen Fettstoffwechselstörung.
- Strafft den Bauch.
- Verringert Östrogen-Dominanz.

Nr. 2 Calcium Phosphoricum

- Lindert Dauerstress.
- Strafft das Gewebe.
- Stärkt die Selbstdisziplin.
- Mindert die Suchtneigung.
- Hilft gegen Trägheit.
- Verringert Östrogen-Dominanz.

Nr. 3 Ferrum Phosphoricum

- Hilft beim Abbau von Giften.
- Lindert Blähungen.
- Vitalisiert.

Nr. 4. Kalium Chloratum

- Baut Übergewicht ab.
- Lindert Heißhunger.
- Hilft Giftstoffe abzubauen.
- Leitet Abfallstoffe aus.
- Stärkt den Kreislauf.

- Hilft gegen Schlappheit.

Nr. 5 Kalium Phosphoricum

- Hilft Giftstoffe abzubauen.
- Lindert Dauerstress.
- Mindert die Gier.
- Mindert die Suchtneigung.
- Vitalisiert.

Nr. 6 Kalium Sulfuricum

- Verringert Abhängigkeit.
- Lindert Blähungen.
- Stärkt den Zuckerstoffwechsel.
- Fördert die Selbsterkenntnis.

Nr. 7 Magnesium Phosphoricum

- Stärkt die Ausdauer.
- Lindert Blähungen.
- Verringert Dauerstress.
- Stärkt den Zuckerstoffwechsel.
- Mindert Esssucht.
- Strafft das Gewebe.
- Verringert Heißhunger nach Süßigkeiten.
- Hilft gegen Schilddrüsenunterfunktion.
- Verringert Östrogen-Dominanz.
- Hilft gegen Verstopfung.

Nr. 8 Natrium Chloratum

- Verringert Aufgeschwemmtheit.
- Stärkt die Ausdauer.
- Stärkt den Zuckerstoffwechsel.
- Heißhunger auf Salziges.
- Strafft das Gewebe.
- Mindert Selbstvorwürfe.
- Aktiviert gegen Trägheit.
- Verringert Verstopfung.
- Baut den Wasserbauch ab.

Nr. 9. Natrium Phosphoricum

- Baut Übergewicht ab.
- Lindert Heißhunger nach Süßigkeiten.
- Lindert Heißhunger nach fetter Nahrung.
- Hilft Übersäuerung abzubauen.
- Hilft erhöhte Blutfettwerte abzubauen.
- Wirkt gegen Arteriosklerose.
- Hilft gegen Cellulite.
- Stärkt den Durst auf Wasser.
- Stärkt die Lust auf Bewegung.

Nr. 10. Natrium Sulfuricum

- Baut Übergewicht ab.
- Lindert Heißhunger.
- Fördert den Fettstoffwechsel.
- Belebt die Stoffwechselaktivität.
- Hilft Giftstoffe abzubauen.
- Stärkt den Kreislauf.
- Hilft gegen Cellulite.
- Hilft gegen Aufgeschwemmtheit.
- Stärkt die Verdauung.
- Stärkt den Durst auf Wasser.

Nr. 11 Silicea

- Stärkt die Ausdauer.
- Stärkt den Zuckerstoffwechsel.
- Strafft das Gewebe.
- Macht Mut.

Nr. 12 Calcium Sulfuricum

- Verringert Abhängigkeit.
- Hilft beim Abbau von Giften.
- Fördert die Selbsterkenntnis.
- Vitalisiert.
- Aktiviert die Willensstärke.
- Verringert Zwanghaftigkeit.

Wenn Sie sich ausführlicher über das Abnehmen mithilfe von Schüssler-Salzen informieren wollen, dann besuchen Sie unsere Webseite: www.erfolgreich-abnehmen-mit-schuessler-salzen.de

Zu dieser Webseite gibt es auch ein Buch, das sich ausführlich dem Thema Abnehmen mit Schüsslersalzen widmet.

Anwendung der Schüssler-Salze

Die Anwendung der Schüssler-Salze ist sehr einfach. Die angenehm süßlich schmeckenden Milchzucker-Tabletten können Sie einfach im Munde zergehen lassen.

Schüssler-Salze bekommt man in der Apotheke.

Die Schüssler-Salze werden bei der Normal-Einnahme einzeln eingenommen und langsam im Munde zergehen lassen.

Durch die Auflösung im Mund kann die Mundschleimhaut die gelösten Wirkstoffe aufnehmen und direkt an das Blut weitergeben.

Dadurch wird der Verdauungstrakt umgangen und die potenzierten Mineralsalze gelangen auf dem schnellsten Wege zu den Körperzellen, um dort zu wirken.

Trinken Sie nach der Einnahme der Schüssler-Salze ein bis zwei Glas Wasser.

Das Wasser hilft den Körperzellen, die Schüsslersalze aufzunehmen und Abfallstoffe auszuscheiden.

Dosierung

Die Dosierung der Schüssler-Salze hängt von Ihren eigenen Vorlieben ab.

Eine normale Dosierung wäre:

3 mal täglich:

- 1 - 3 Tabletten (je Sorte)
- oder 5 - 15 Globuli
- oder 5 - 15 Tropfen
- oder 1/2 bis 1 Teelöffel Pulver

Bei der Hochdosierung werden in kurzen Abständen bis zu 100 Tabletten am Tag im Munde zergehen lassen.

Schüssler-Kur für einen schlanken Bauch

Die Schüsslersalze können Sie in Form einer Kur anwenden.

Eine günstige Kombination für eine Schüssler-Kur gegen den dicken Bauch sind folgende Schüssler-Salze:

- Nr. 2 Calcium Phosphoricum
- Nr. 7 Magnesium Phosphoricum
- Nr. 10. Natrium Sulfuricum

Sie können sich aber auch eine eigene Kombination zusammenstellen, wenn Ihnen andere Mittel für Ihren Bedarf besser geeignet scheinen.

Als Alternativ-Kur, oder im Anschluss an Ihre erste Bauchweg-Schüssler-Kur bietet sich folgende Mittel-Kombination an:

- Nr. 4. Kalium Chloratum
- Nr. 5 Kalium Phosphoricum
- Nr. 9. Natrium Phosphoricum

Kurbeginn mit Heißgetränk

Als Auftakt der Schüssler-Kur beginnen Sie mit einer Intensiv-Anwendung am ersten Tag. Dadurch werden Körper und Seele darauf eingestimmt, dass Ihnen jetzt eine Kur bei Ihrem Schlank-Vorhaben helfen soll.

Dazu bereiten Sie sich ein Schüssler-Heißgetränk zu.

Das geht folgendermaßen:

- Nehmen Sie sich für den Start in die Bauchweg-Kur mindestens eine Viertelstunde Zeit, in der Sie entspannen können.
- Sie brauchen von jedem der Kursalze: 3 Tabletten
- Geben Sie die Schüssler-Salze in eine Tasse.
- Gießen Sie dazu heißes Wasser, bis die Tasse voll ist.
- Warten Sie wenige Minuten, bis sich die Tabletten aufgelöst haben. **Achtung!** Keinen Metalllöffel zum Umrühren verwenden.
- Trinken Sie das Schüssler-Heißgetränk in kleinen Schlucken.
- Diese Heißanwendung ermöglicht Ihren Körper gleich zu Anfang der Kur einen kräftigen Schwung der potenzierten Mineralsalze aufzunehmen.

Je nach Ihren persönlichen Vorlieben können Sie das Heißgetränk am Tag vor dem eigentlichen Kurbeginn einnehmen oder Sie starten morgens am ersten Kurtag mit dem Heißgetränk und nehmen an diesem Tag außerdem die Tabletten des intensiven ersten Kurtags ein.

3 Tage Intensiv-Einstieg

Die ersten drei Tage der Kur dienen einem intensiven Einstieg, damit Sie möglichst von Anfang an die fördernde Wirkung der Abnehm-Kur genießen können.

Nehmen Sie in den ersten 3 Tagen 6 mal täglich:

- Von jedem der Kursalze: 1 Tablette

Lassen Sie die Tabletten langsam im Munde zergehen.

Wenn Ihnen 6 Einnahmen pro Tag zu häufig sind, können Sie auch 3 mal täglich je 2 Tabletten von jedem Salz einnehmen, also jedes Mal 6 Tabletten.

Wichtig! Trinken Sie nach der Einnahme am besten ein Glas frisches Wasser, damit der Körper genügend Wasser hat, um eventuelle Giftstoffe ausscheiden zu können.

Gesamt-Kurdauer 3 - 6 Wochen

Reduzieren Sie die Einnahme nach den 3 Tagen auf 3 mal täglich von jedem der drei Schüssler-Salze eine Tablette.

Denken Sie jedes Mal daran, ein Glas Wasser zu trinken, nachdem Sie die Schüssler-Salze eingenommen haben.

Setzen Sie die Kur bis zu einer Gesamt-Kurdauer von 3 bis 6 Wochen fort. Bei einer Gesamt-Kurdauer von 3 Wochen verbrauchen Sie je Salz-Sorte knapp ein Fläschchen mit 80 Tabletten.

Homöopathie

Die Homöopathie ist eine Naturheilmethode, die von Samuel Hahnemann entwickelt wurde.

Die Heilmethode basiert auf dem Grundsatz:

"Similia similibus curentur - Ähnliches wird durch Ähnliches geheilt."

Man verwendet in der Homöopathie also Substanzen, die beim gesunden Menschen die gleichen Symptome hervorrufen, die sie heilen sollen.

Damit das funktioniert, werden die Mittel stufenweise immer weiter verdünnt. Man spricht bei dieser Verdünnung von Potenzen. In der Potenz D6 wird die Ursubstanz sechs mal zehnfach verdünnt. Die Potenz D6 ist noch eine der niedrigeren Potenzen. Bis einschließlich D12 sind die homöopathischen Mittel auch für die Selbstbehandlung geeignet.

Höhere Potenzen sollten vom Fachmann verordnet werden, nach den Regeln der klassischen Homöopathie.

Einige homöopathische Mittel sind zur Behandlung von Übergewicht geeignet und können dabei helfen, dass der Bauch schlanker wird.

Je mehr Faktoren der Beschreibung auf die eigene Situation passen, desto geeigneter ist das jeweilige Mittel. Wenn keine der Mittelbeschreibungen gut passt, dann kann man sich für das Mittel entscheiden, das am ehesten passt oder einen Homöopathen aufsuchen.

Calcium carbonicum

Calcium carbonicum ist ein Mittel, das besonders gut zu blassen, übergewichtigen Menschen passt.

Die Betroffenen sehen häufig aufgequollen aus und haben reichlich Wassereinlagerungen. Sie sind gelassen und ruhig, aber auch antriebsschwach und empfindsam. Sie neigen zu Erschöpfung und sind häufig krank.

Durch körperliche Anstrengung und Schwitzen werden alle Beschwerden verstärkt. Daher meiden die Betroffenen sportliche Aktivität, auch wenn sie wissen, dass Sport ihnen beim Abnehmen helfen könnte.

Häufig haben die Betroffenen Verstopfung, Kopfschmerzen und Rückenschmerzen. Bei Frauen ist die Menstruation ist oft sehr stark, so lange sie noch Blutungen haben.

Fucus vesiculosus

Fucus vesiculosus ist der Blasentang, der reichlich Jod enthält. Daher kann er in niedrigen Potenzen (z.B. D1 bis D3) die Schilddrüse anregen, vor allem, wenn man unter Jodmangel leidet.

Die Betroffenen fühlen sich ständig schlapp, sie haben niedrigen Blutdruck und manchmal auch einen Kropf am Hals. Obwohl sie wenig essen, nehmen sie immer mehr zu.

Fucus vesiculosus ist jedoch nicht geeignet, wenn man unter einer Jodallergie oder unter Hashimoto leidet.

Graphites

Das Mittel Graphites ist für übergewichtige Menschen geeignet, die reizbar sind und unter Stimmungsschwankungen leiden.

Das Aussehen der betroffenen Menschen ist tendenziell blass, aber weniger aufgequollen wie bei Calcium carbonicum. Graphites-Typen wirken kräftig und können gut zupacken, sind aber auch gerne etwas träge.

Ihre Haut ist trocken und neigt zum Einreißen. Dadurch haben sie auch häufig Ekzeme oder Geschwüre.

Der Bauch ist häufig durch chronische Verstopfung aufgetrieben.

Die Neigung zu Schweißausbrüchen ist oft ausgeprägt.

Kalium carbonicum

Kalium carbonicum ist ein Mittel, das geeignet ist, wenn Menschen trotz ausgeprägtem Pflichtbewusstsein und starker Korrektheit zu Übergewicht neigen. Ihr Perfektionsdrang hilft ihnen nicht dabei, schlank zu bleiben.

Viele der Betroffenen leiden unter Blähungen und Verstopfung, sodass der Bauch aufgetrieben wird. Auch Ödeme in Füßen, Händen und im Bauch sind häufig.

Die Neigung zur Schlaflosigkeit fördert die Entstehung zu Übergewicht.

Durch das Übergewicht und eine eventuelle Schwäche der Rückenmuskeln kommt es häufig zu Hexenschuss und anderen Rückenschmerzen.

Lachesis

Lachesis ist ein typisches homöopathisches Mittel für die Wechseljahre.

Es passt zu aufgeweckten Frauen, die starke Gefühle haben und gerne reden. Ein typisches Zeichen ist das Zeigen der Zungenspitze, wenn man sich konzentriert. Ihre Gesichtsfarbe ist oft rot und sie sind häufig etwas aufgedunsen.

Frauen, zu denen Lachesis passt, leiden oft stark unter Hitzewallungen. Während der Periode haben sie häufig Unterleibskrämpfe.

In engen Kleidern fühlen sie sich nicht wohl. Morgens und bei heißem Wetter sind ihre Beschwerden stärker als abends und wenn es kühl ist.

Sie lieben Frischluft und fühlen sich wohl, wenn sie sich regelmäßig bewegen.

Thyreoidinum

Das homöopathische Mittel Thyreoidinum wird aus Schilddrüsen von Schafen und Kälbern gewonnen.

In niedrigen Potenzen kann man es gegen eine Schilddrüsen-Unterfunktion einsetzen, ähnlich wie bei Fucus vesiculosus.

Die Betroffenen fühlen sich ständig schlapp, sie haben niedrigen Blutdruck und manchmal auch einen Kropf. Obwohl sie wenig essen, nehmen sie immer mehr zu.

Thyreoidinum ist jedoch nicht geeignet, wenn man unter einer Jodallergie oder unter Hashimoto leidet.

Anwendung der homöopathischen Mittel

Vom homöopathischen Mittel, das am besten zur eigenen Situation passt, kauft man sich am besten als Globuli (Kügelchen) oder Tropfen in der Potenz D6. Homöopathische Mittel erhält man in der Apotheke.

Davon nimmt man 3x täglich 5 bis 20 Tropfen oder Globuli.

Andere Methoden gegen den Bauch

Gegen einen dicken Bauch gibt es mehrere moderne Methoden, die einen leicht zu erringenden Abnehmerfolg versprechen.

Diese Methoden sind mit mehr oder weniger Aufwand, Kosten und Erfolg verbunden.

Fett absaugen

In den letzten Jahren ist Fett absaugen immer beliebter geworden. Beim Fett absaugen wird Unterhaut-Fettgewebe mithilfe einer dicken Kanüle eingesaugt.

Die Idee dahinter ist für viele Bauchbesitzer sehr verlockend. Das Bauchfett, das man durch Diäten und Sport nicht los wird, lässt man sich einfach medizinisch entfernen.

Doch das relativ teure Fettabsaugen ist nur unter bestimmten Bedingungen sinnvoll.

Zunächst sollte man sich bewusst sein, dass man nur das äußere Bauchfett absaugen kann, nicht das innere.

Darüber hinaus sollte man eine Bauchabsaugung nur in Betracht ziehen, wenn man schon alles versucht hat, um den Bauch durch Ernährungsumstellung und Sport los zu werden.

Außerdem sollte der Bauch im Verhältnis zum restlichen Körper überproportional dick sein. Denn es macht keinen Sinn, den Bauch durch eine Operation zu verschlanken, wenn Beine, Po, Arme und andere Körperteile weiterhin dick bleiben.

Dann sollte man bedenken, dass eine Fettabsaugung eine Operation mit potentiellen Nebenwirkungen ist.

Es kann zu Schmerzen oder Infektionen kommen, in seltenen Fällen sogar zum Tod.

Auch das Ergebnis ist nicht immer wie gewünscht. Manchmal entstehen hässliche Dellen durch ungleichmäßiges Absaugen.

Letztlich kommt es häufig vor, dass das Bauchfett schnell wieder nachwächst, entweder an der gleichen Stelle oder an anderen Stellen des Körpers.

Kryo-Lipolyse

Die Kryolipolyse ist ein medizinischen Verfahren, bei dem mithilfe von lokaler Unterkühlung kleine Fettpolster verringert werden.

Die Idee, die hinter der Kryolipolyse steht ist, dass Fettzellen schneller absterben, wenn sie stark unterkühlt werden.

Dazu wird das äußere Bauchfett durch Vakuum in ein Gerät eingesaugt. In diesem Gerät wird das Fettgewebe, mitsamt der Haut, eine Stunde lang auf etwa 10°C abgekühlt.

Im Verlauf der nächsten Wochen sollen die bei der Behandlung gekühlten Fettzellen nach und nach absterben.

Diese Methode bietet sich an, wenn man insgesamt schlank ist, aber hartnäckige Reste von äußerem Bauchfett hat, die weder durch Bewegung noch durch kalorienarme Ernährung zu beseitigen sind. Dann stellt die Kryolipolyse eine Alternative zum Fettabsaugen dar.

Preislich liegt die Kryolipolyse bei mehreren Behandlungen etwa in der gleichen Größenordnung wie Fett absaugen.

Durch die Kryolipolyse kann es vorübergehend zu Blutergüssen, Taubheitsgefühl oder Rötungen kommen.

Ultraschall-Kavitation

Als Alternative zum Fettabsaugen ist in den letzten Jahren auch die Ultraschall-Kavitation (auch Cavitation) sehr beliebt geworden.

Diese Behandlungsmethode tut nicht weh und wirkt, den Befürwortern zufolge, sanft und nachhaltig.

Dabei wird ein spezieller niederfrequenter, gebündelter Ultraschall an der fettreichen Problemzone angewendet. Dazu eignen sich beispielsweise hartnäckige Fettpolster am Bauch oder auch Reiterhosen am Oberschenkel.

Der Ultraschall soll Fettzellen so beschädigen, dass sie das in ihnen enthaltene Fett an den Blutkreislauf abgeben und anschließend eingehen.

Erste Verschlankungs-Erfolge sollen bereits nach der ersten Sitzung sichtbar sein, doch für einen nachhaltigen Erfolg muss man mehrere Anwendungen durchführen lassen. Nach jeder Behandlung sollte eine Lymphdrainage durchgeführt werden.

Da das Fett aus den zerstörten Fettzellen anschließend im Blut als Nährstoff zur Verfügung steht, sollte man die Ultraschallbehandlung durch eine relativ kalorienarme Ernährung und viel Sport unterstützen. Sonst lagert sich das frei gewordene Fett an einer anderen Stelle des Körpers wieder ab.

Medikamente

Es gibt mehrere Medikamente, die beim Abnehmen helfen sollen.

Man kann diese Medikamente jedoch nicht über einen Kamm scheren, sondern muss jedes einzeln betrachten, um es beurteilen zu können.

Schilddrüsen-Hormone

Nützlich und wichtig können beispielsweise Schilddrüsen-Hormone sein, wenn man unter einer Schilddrüsen-Unterfunktion leidet.

Die Schilddrüsenhormone können dann den Stoffwechsel ankurbeln und das Abnehmen spürbar erleichtern. Selbst Depressionen können dadurch gelindert werden, sofern die Depressionen ihre Ursache in der Schilddrüsenunterfunktion haben.

Allerdings muss die Dosierung der Schilddrüsenhormone sorgfältig vom Facharzt auf den individuellen Bedarf angepasst werden. Keinesfalls darf man Schilddrüsenhormone leichtfertig ohne medizinischen Grund anwenden, denn sonst droht Bluthochdruck und Herzrasen.

Progesteron

Auch das Hormon Progesteron kann sehr hilfreich sein, wenn man unter einem ausgeprägten Progesteronmangel und einer Östrogen-Dominanz leidet.

Am besten wird Progesteron in Form einer Creme angewendet, aber es gibt auch Kapseln zur innerlichen Anwendung. Progesteron-Präparate müssen ärztlich verschrieben werden, beispielsweise vom Frauenarzt.

Appetitzügler

Der Begriff Appetitzügler umfasst sehr unterschiedliche Medikamente. Das Spektrum reicht von harmlosen, aber wirkungslosen Mitteln bis hin zu hochwirksamen Mitteln, die potentiell tödlich gefährlich sind. Besonders ungesund sind viele asiatische Mittel, die über das Internet erhältlich sind.

Unter all den verschiedenen Appetitzüglern gibt es bislang kein einziges Mittel, das zuverlässig den Appetit verringert und außerdem völlig unbedenklich ist.

Daher kann man sich leider als Faustregel merken, dass man von Appetitzüglern am besten die Finger lässt.

Magenfüller

Eine Reihe von Mitteln versucht der Essmenge dadurch zu Leibe zu rücken, indem der Magen durch kalorienfreie Stoffe angefüllt wird.

Bei diesen Stoffen handelt es sich häufig um Ballaststoffe mit starker Quellfähigkeit, beispielsweise Flohsamen.

Wer diese Quellstoffe verträgt, kann relativ unbesorgt ausprobieren, ob sie beim Abnehmen helfen.

Viele Menschen bekommen jedoch Magenschmerzen, Blähungen oder Darmkrämpfe von aufquellenden Magenfüllern. Daher sollte man diese Substanzen unbedingt zunächst vorsichtig und in kleinen Mengen ausprobieren.

Die Anwendung erfolgt einige Zeit vor den Mahlzeiten, damit der Magen bei der Mahlzeit schon teilgefüllt ist.

Sie können Menschen helfen, deren Problem vor allem zu große Mahlzeiten sind. Gegen den kalorienreichen, kleinen Snack zwischendurch können sie leider nichts ausrichten.

Als Alternative zu aufquellenden Magenfüllern kann man vor den Mahlzeit zwei Gläser Wasser trinken oder eine Portion Salat essen. Beides wirkt auch magenfüllend und kann verhindern, dass man zu viel isst.

Abführmittel

Die beliebten Abführmittel wurden schon im Kapitel über die Verstopfung angesprochen (siehe Seite 93).

Wegen der Gefahr der Gewöhnung und möglicher Durchfälle sollte man auf Abführmittel möglichst verzichten.

Keinesfalls sollte man Abführmittel als reine Schlankförderer einsetzen, wenn man gar keine Verstopfung hat.

Regelmäßige Anwendung starker Abführmittel kann schwere gesundheitliche Folgen haben.

Simeticon-Präparate

Gegen Blähungen werden in Apotheken und Drogerien Präparate mit dem Wirkstoff Simeticon angeboten (siehe auch Seite 92).

Diese Mittel helfen bei der Ausscheidung der schmerzenden, aufblähenden Darmgase.

Simeticon ist ein relativ milder Wirkstoff, der eine sanfte aber spürbare Wirkung hat.

Zink

Zink ist ein wichtiges Spurenelement für den menschlichen Körper. Bei Zinkmangel funktioniert das Immunsystem nicht gut genug. Außerdem wird unter anderem die Testosteron- und Progesteron-Produktion eingeschränkt. Auch andere Hormone werden nicht ausreichend produziert.

Ferner ist Zink sehr wichtig für den Stoffwechsel von Kohlenhydraten, Fetten und Eiweißen. Zink kann also in mehrfacher Hinsicht beim Abnehmen helfen. Es stärkt die Hormonproduktion und fördert den Stoffwechsel.

Bei einem möglichen Zinkmangel kann man Zink als Nahrungsergänzungsmittel einnehmen. Nahrungsmittel, die viel Zink enthalten sind beispielsweise: Rotes Fleisch, Soja, Hartkäse, Haferflocken.

L-Carnitin

L-Carnitin wird häufig wie eine Art Wundermittel zum Abnehmen angepriesen.

Es kann auch durchaus das Abnehmvorhaben unterstützen, doch nur unter ganz bestimmten Voraussetzungen.

Die Substanz L-Carnitin wird vom Körper benötigt, um bei Bewegung Fettzellen ab- und Muskelzellen aufzubauen. Diese Umwandlung mithilfe des L-Carnitins funktioniert jedoch nur, wenn man sich bewegt.

Außerdem ist L-Carnitin auch in der Nahrung enthalten. Wenn man genug Carnitin im Körper hat, hilft mehr Carnitin nicht verstärkt beim Fett-Abbau.

L-Carnitin als Nahrungsergänzung macht also nur Sinn, wenn man einen L-Carnitin-Mangel hat.

In rotem Fleisch ist L-Carnitin reichlich enthalten. Der Körper kann L-Carnitin auch selber herstellen, wenn er über genügend Eisen, Vitamin B6, Vitamin B3 und Vitamin C verfügt.

Jemand, der regelmäßig rotes Fleisch isst, braucht also kein Carnitin als Nahrungsergänzung. Auch Bewegungsmuffel können von L-Carnitin-Präparaten nicht profitieren.

Nur sportliche aktive Menschen, die wenig oder kein rotes Fleisch essen, können mithilfe von Carnitin besser abnehmen.

Außerdem haben Dialysepatienten häufig einen L-Carnitin-Mangel und brauchen deshalb L-Carnitin-Präparate.

Bauchgürtel zur Elektro-Stimulation

Im Handel werden Bauchgürtel zur Elektrostimulation der Bauchmuskeln angeboten. Das Prinzip dieser Bauchgürtel basiert auf EMS, der Elektrischen Muskelstimulation. Bei diesem Verfahren werden per Reizstrom die Bauchmuskeln angeregt.

Zu diesem Zweck bindet man sich einen breiten Gürtel um den Bauch, der vorne auf der Bauchseite mehrere Elektroden hat und außen ein kleines Gerät, das den Reizstrom produziert.

Versprochen wird, mehr oder weniger, ein Waschbrettbauch ohne Mühe. Das ist natürlich nicht haltbar.

Doch diese Bauchgürtel haben durchaus ihre Berechtigung als Unterstützung gegen den dicken Bauch.

Unbestritten ist wohl, dass durch den Reizstrom die Bauchmuskeln stimuliert werden. Es findet also ein gewisser Trainingseffekt statt, wenngleich dieser nicht mit echtem Muskeltraining vergleichbar ist.

Trotz eines gewissen Muskeltrainings eignen sich die elektrischen Bauchgürtel nicht, um allein mit ihrer Hilfe einen schlanken Bauch zu bekommen.

Man kann sie aber in Kombination mit Bewegung und einer Ernährungsumstellung einsetzen.

Beispielsweise kann man sich den Bauchgürtel umschnallen und anschalten, wenn man auf dem Heimtrainiert radelt oder dergleichen. Die Anwendung beim Sport ist auch deshalb sinnvoll, weil der Bauch dann feucht geschwitzt ist und die Elektroden den leichten Strom besser übertragen können.

Dadurch entsteht auch ein zusätzlicher Effekt, nämlich die verbesserte Durchblutung des Bauches beim Sport. Im Bereich des Bauchgürtels schwitzt man stärker und der Bauch darunter wird warm und gut durchblutet. Das könnte, eventuell, den Abbau des Fettgewebes in diesem Bereich begünstigen. Allerdings ist diese These nicht wissenschaftlich bewiesen.

Wenn man den Bauchgürtel zusammen mit Ernährungsumstellung, Bewegung und gezieltem Bauchmuskeltraining einsetzt, kann er durchaus eine Hilfe beim Projekt Bauch-weg sein.

Als einziges Mittel gegen den Bauch ist der Bauchgürtel machtlos und kann nichts bewirken.

Bauchgürtel für die Elektrostimulation erhält man für 20 bis 50 Euro.

Wechseldruckmassage per Bauch- Gürtel

In einigen Fitnessstudios wird das System Slimbelly® zur Bauchreduktion angeboten.

Bei diesem System handelt es sich um Bauchgürtel, die während des Trainings mittels Kompressor wechselnd in mehreren Kammern aufgeblasen werden. Dadurch entsteht eine Art Massagewirkung im Bereich des Gürtels.

Die Idee hinter diesem Konzept ist, dass die mangelnde Durchblutung im Bauchbereich das Abnehmen an dieser Stelle verhindert. Man merkt die Mangeldurchblutung daran, dass der dicke Bauch trotz schweißtreibenden Trainings kalt bleibt. Wenn man die Durchblutung in der Problemzone anregen würde, dann würde das gezielte Abnehmen im Bauchbereich leichter fallen. Soweit die Theorie.

Kombiniert wird das Slimbelly®-Konzept mit regelmäßiger Bewegung und einer Ernährungsumstellung. Belegt wird die Wirkung durch zahlreiche enthusiastische Kundenberichte und teilweise beeindruckenden Abnehmerfolge im Bereich des Bauches. Eine vergleichende Studie mit Teilnehmern, die sich zwar bewegen und anders bewegen, aber ohne Gürtel, zeigt eine etwas stärkere Abnahme im Bauchbereich bei der Slimbelly®-Gruppe als bei der Kontrollgruppe. Inwieweit diese Studie wissenschaftlichen Standards genügt, kann ich jedoch leider nicht beurteilen.

Unbestritten ist, dass man im Bereich des Bauches abnehmen kann, wenn man sich mehr bewegt und weniger isst.

Die Praxis zeigt jedoch, dass der Bauchgürtel mitsamt seiner Massage eine angenehme Wirkung hat. Der Bauch wird wohltuend massiert, wovon sicherlich die Verdauungsorgane profitieren. Außerdem schwitzt man unter dem Gürtel stark und nach dem Training ist der Bauch warm, was auf eine gute Durchblutung hindeutet. Ein mehrwöchiges Training mit diesem Bauchgürtel deutet darauf hin, dass er eventuell dabei hilft, den Bauch zu straffen.

Der Nachteil dieser Behandlungsmethode ist, dass sie kostenpflichtig in Fitnessstudios angeboten wird. Wenn man aber sowieso ins Fitnessstudio geht und die Slimbelly® Methode dort preiswert angeboten wird, lohnt es sich durchaus, einen mehrwöchigen Versuch damit zu unternehmen.

Bauch optisch kaschieren

Ein gesundes Abnehmvorhaben für einen schlanken Bauch braucht geraume Zeit bis zum durchschlagenden Erfolg, wenn man einen stattlichen Bauch vor sich her trägt.

In der Zwischenzweit wollen die meisten Bauchbesitzer sich aber nicht ständig über den immer noch dicken Bauch ärgern, sondern ihn so dezent wie möglich den Blicken entziehen.

Zu diesem Zweck kann man den Bauch relativ gut mithilfe geeigneter Kleidung kaschieren. Durch diese Kleidung wirkt man zwar nicht gertenschlank, aber der Bauch als dominanter Blickfang kann deutlich reduziert werden.

Die wichtigste Grundregel um den Bauch zu kaschieren ist: keine enge Kleidung anziehen.

Eine kleine Kleidergröße sieht nicht unbedingt besser aus als eine größere, eher im Gegenteil. Wenn der Bauch die Kleider fast zu sprengen scheint, dann wird sehr deutlich, dass der Bauch zu dick ist, selbst wenn es sich nur um ein Bäuchlein handelt.

Auch bauchfreie Kleidung eignet sich naturgemäß nicht dazu, einen dicken Bauch zu verbergen. Selbst wenn das bauchfreie Top von vor fünf Jahren oben herum noch passt, sieht es nicht unbedingt genau so gut aus wie damals.

Relativ weite Kleidung ist viel eher dazu geeignet, den hervorstehenden Bauch unauffällig werden zu lassen.

Dabei muss man sich jedoch nicht zwangsläufig in weite Säcke kleiden, denn auch das wirkt nicht unbedingt kleidsam.

Hilfreich sind Schnitte und Accessoires, die vom Bauch ablenken.

Eine Weste hilft beispielsweise dabei, die große Fläche des Bauches optisch zu teilen und somit zu verkleinern. Dazu eignen sich fast alle Arten von Westen, beispielsweise kleine Jeans-Westen oder längliche Strickwesten. Wichtig ist jedoch, dass die Weste offen bleibt und nicht über dem Bauch zugeknöpft wird.

Bei kälterer Witterung sind auch offene Jacken gut geeignet, um den Bauch unauffällig werden zu lassen.

Ein einfacher Trick sind auch schmale, lange Halstücher, die vorne über den Bauch fallen. Auch sie bewirken eine optische Teilung des Bauches.

Bei Hemden, T-Shirts, Blusen und Tunikas gibt es Schnitte, die günstig und andere, die ungünstig bei dickem Bauch aussehen. Manchmal liegt der Unterschied zwischen gut und schlecht nur in kleinen Details, daher ist es schwierig, eine allgemeine Empfehlung abzugeben.

Wichtig ist vor allem, dass die Kleidungsstücke im Bauchbereich nicht spannen, sondern locker fallen. Manche Schnitte sind so gestaltet, dass der Bauch darunter kaum noch auffällt.

Bei Frauen und Tunikas kann es jedoch auch leicht passieren, dass der Schnitt zwar gut passt und aussieht, die Wirkung aber wie bei einer Schwangeren ist. Das ist vor allem bei Tunikas im Empire-Stil der Fall. Daher ist es wichtig, dass man die Kleider anprobiert und kritisch begutachtet, bevor man sich dafür entscheidet.

Bauchschürze

Wenn man zu schnell abgenommen hat oder wenn der Bauch besonders groß war, kann nach dem Abnehmen eine Bauchschürze zurück bleiben. Bei einer Bauchschürze bleibt sehr viel Haut zurück, die mangels Fett-Füllung schlaff herunter hängt, wie eine Schürze.

Solch eine Bauchschürze kann für die Betroffenen sehr frustrierend sein.

Da hat man mit großer Mühe endlich ordentlich abgenommen und den Bauch erfolgreich verkleinert. Und dann traut man sich kaum in den Spiegel zu schauen, weil diese Bauchschürze weit entfernt ist von dem straffen, schlanken Bauch, den man sich erträumt hat.

Am besten macht man sich schon vor dem großen Abnehmerfolg Gedanken über die Bauchschürze und verzichtet auf schnelle Crashdiäten. Mit viel Geduld und reichlich Sport in der Abnehmzeit kann man in den meisten Fällen das Entstehen einer Bauchschürze verhindern oder zumindest minimieren.

Doch wenn man die Bauchschürze erst einmal hat, ist es fast zu spät für einen natürlichen Abbau dieser lästigen Haut. Auf normalem Wege hilft nur, wieder zunehmen, bis der Bauch wieder dick und prall ist, und dann langsamer wieder abnehmen. Aber das ist ja kaum eine empfehlenswerte Vorgehensweise.

Bei kleinen Bauchschürzen kann man auch versuchen, ob man mithilfe von Ultraschallbehandlungen die Bauchhaut straffen kann (siehe Seite 140). Dieser Versuch ist natürlich mit Kosten verbunden und nicht in jedem Fall von Erfolg gekrönt.

Größere Bauchschürzen kann man operativ entfernen lassen.

Wenn man Glück hat, ist die Bauchhaut danach weitgehend straff und die Narbe verheilt gut. Aber es handelt sich um eine größere Operation, die im günstigen Fall mit Schmerzen verbunden ist und im ungünstigen Fall mit diversen potentiellen Komplikationen und eventuell einem hässlichen Ergebnis.

Am besten ist es daher, man lässt sich beim Bauch-Abnehmen genügend Zeit und treibt viel Sport, um das Gewebe elastisch zu halten.

Hula-Hoop und diverse Bauchgürtel können in der Abnehmzeit dabei helfen, dass die Bauchhaut mit schrumpft, wenn der Fett-Inhalt weniger wird.

Weitere Bücher von Eva Marbach

Eva Marbach hat weitere Bücher zum Thema Abnehmen geschrieben.

Hier eine kleine Auswahl:

Erfolgreich abnehmen durch Hintergrundwissen

Zusammenhänge verstehen und Hindernisse gezielt ausräumen.

Dieses Buch erklärt ausführlich, wie der Stoffwechsel funktioniert und Übergewicht entsteht. Stress, Schlafmangel, Hormonstörungen, Heißhunger und zahlreiche andere Ursachen für die Gewichtszunahme werden genau beschrieben. Je nach individueller Situation werden einfache Wege aus der Figurfalle vorgestellt.

ISBN-13: 978-3-938764-24-4 - 296 Seiten - 29,80 Euro

Erfolgreich abnehmen mit Schüssler-Salzen

Stoffwechsel aktivieren und Abnehmhindernisse auflösen.

Oft verhindern Stoffwechselblockaden das erfolgreiche Abnehmen trotz Bewegung und Ernährungsumstellung. Schüssler-Salze können helfen, diese Abnehmhindernisse beiseite zu räumen und den Stoffwechsel zu beleben.

ISBN-13: 978-3-938764-05-3 - 144 Seiten - 14,80 Euro

Erfolgreich abnehmen in den Wechseljahren

Leichter durch pfundige Zeiten.

Dieses Buch erklärt die Ursachen für das hartnäckige Übergewicht in den Wechseljahren und wie man sie beheben kann. Spezielle Ernährungs- und Bewegungstipps für die Zeit der Wechseljahre runden den Inhalt ab.

ISBN-13: 978-3-938764-21-3 - 208 Seiten - 19,80 Euro

Erfolgreich abnehmen beginnt im Kopf

Abnehm-Irrtümer aufklären und mit neuer Motivation durchstarten.

In diesem Buch werden verbreitete Abnehmirrtümer aufgeklärt und Abnehmhindernisse erklärt. Sie erfahren, wie Sie sich mit Ihrem Unterbewusstsein und Ihrem inneren Schweinehund verbünden können, um voller Motivation erfolgreich abzunehmen.

ISBN-13: 978-3-938764-10-7 - 144 Seiten - 14,80 Euro

Erfolgreich abnehmen im Internet

Im Internet finden Sie auf zahlreichen Webseiten Informationen über das Abnehmen.

Speziell zu dem vorliegenden Buch gibt es eine extra Webseite, auf der Sie alle Seiten lesen und durchsuchen können:

Webseite zum Buch:

www.der-dicke-bauch.de

Webseiten über das Abnehmen

Hier finden Sie die Internetadressen zu unseren Abnehm-Projekten:

www.erfolgreich-abnehmen-durch-hintergrundwissen.de
Zusammenhänge verstehen und Hindernisse gezielt ausräumen.

www.erfolgreich-abnehmen-beginnt-im-kopf.de
Abnehm-Irrtümer aufklären und mit neuer Motivation durchstarten. Mit Buch.

www.erfolgreich-abnehmen-mit-schuessler-salzen.de
Stoffwechsel aktivieren und Abnehmhindernisse auflösen. Mit Buch.

www.erfolgreich-abnehmen-in-den-wechseljahren.de
Leichter durch pfundige Zeiten. Mit Buch.

www.schlank.net
Seiten zum Schlankwerden mit Schlanktipps, Ernährungsinfos, ...

Webseiten über andere Gesundheitsthemen

www.heilkraeuter.de
Heilkräuter-Lexikon, Kräuterwanderungen und vieles mehr.

www.schuessler-salze-liste.de
Heilen durch Mineralsalze, ohne Nebenwirkung, Antlitzanalyse,...

www.homoeopathie-liste.de
Über 250 Arzneimittelbilder, Konstitutionstherapie, Potenzen.

www.heilen-mit-wasser.de
Wasser als Heilmittel gegen zahlreiche Beschwerden.

www.euvival.de
Webseiten-Verzeichnis der Autorin Eva Marbach.

Stichwortverzeichnis